U0188950

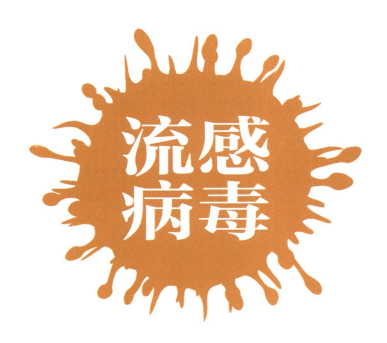

流感病毒

躲也躲不过的敌人

高福　刘欢　著

科学普及出版社
·北　京·

图书在版编目（CIP）数据

流感病毒：躲也躲不过的敌人 / 高福，刘欢著 . —北京：科学普及出版社，2018.12（2023.11 重印）

ISBN 978-7-110-09897-4

Ⅰ. ①流⋯　Ⅱ. ①高⋯　②刘⋯　Ⅲ. ①流感病毒

Ⅳ. ① R373.1

中国版本图书馆 CIP 数据核字 (2018) 第 265225 号

总　策　划	秦德继	
策划编辑	高立波	
责任编辑	高立波　冯建刚	
装帧设计	中文天地	
插图绘制	罗　凌	
责任校对	杨京华	
责任印制	李晓霖	

出　　版	科学普及出版社	
发　　行	中国科学技术出版社有限公司发行部	
地　　址	北京市海淀区中关村南大街 16 号	
邮　　编	100081	
发行电话	010-62173865	
传　　真	010-62173081	
网　　址	http://www.cspbooks.com.cn	

开　　本	787mm×1092mm　1/16	
字　　数	210 千字	
印　　数	180001—190000 册	
印　　张	13.75	
版　　次	2018 年 12 月第 1 版	
印　　次	2023 年 11 月第 12 次印刷	
印　　刷	北京顶佳世纪印刷有限公司	
书　　号	ISBN 978-7-110-09897-4 / R·878	
定　　价	98.00 元	

作 者 简 介

高福　中国科学院院士，美国科学院外籍院士，第三世界科学院院士，爱丁堡皇家学会外籍院士，非洲科学院院士，传染病防治国家科技重大专项技术总师，中国科学技术协会常务委员会科学技术普及专门委员会副主任，北京市科学技术协会副主席，中国生物工程学会理事长，中华医学会副会长，中国科学院大学存济医学院院长，中国科学院北京生命科学研究院副院长，中国科学院病原微生物与免疫学重点实验室主任，英国牛津大学客座教授，香港大学荣誉教授，香港高等研究院资深院士，中国疾病预防控制中心主任，国家自然科学基金委员会副主任。分别在山西农业大学、北京农业大学、英国牛津大学获得学士、硕士和博士学位，先后在加拿大卡尔加里大学、英国牛津大学、美国哈佛大学/哈佛医学院从事博士后研究工作，曾任英国牛津大学讲师、中国科学院微生物研究所所长。主要从事病原微生物跨宿主传播、感染机制与宿主细胞免疫的微观研究以及公共卫生政策与全球健康策略的宏观研究，在 SCI 国际刊物 *Cell*，*Nature*，*Science*，*Lancet*，*NEJM* 等发表学术论文 500 多篇，出版著作 10 多部。获得国家杰出青年科学基金资助，担任国家 "973" 项目首席科学家，国家自然科学基金委员会 "创新研究群体" 项目负责人，先后获得中国青年科技奖、谈家桢生命科学创新奖与成就奖、树兰医学奖、吴阶平 – 保罗·扬森医学奖、国家科技进步奖特等奖、一等奖和二等奖，中华医学科学技术奖一等奖、中华预防医学会科学技术奖一等奖、何梁何利基金科学技术进步奖、香港大学百年杰出中国学者、日本日经亚洲奖、第三世界科学院医学奖、俄罗斯加莫里亚奖章等荣誉。著有《寨卡病毒与寨卡病毒病》等，主持翻译《通往诺贝尔奖之路》《微生物学先驱与诺贝尔奖》《创造力危机》《肿瘤：进化之光》等著作。

刘欢　中国科学技术大学副教授，中国微生物学会会员，中国科普作家协会理事，北京科学技术普及创作协会常务理事，湖北科普作家协会理事，武汉科学普及研究会理事，武汉知识产权研究会常务理事，亚太生物安全协会会员，中国医药生物技术协会委员。主要从事微生物学、病毒免疫、分子演化以及科学人文与健康教育研究，主持参加国家知识产权战略工程，国家重大科技专项和国家重点研发计划项目。在 SCI 国际刊物和核心期刊发表学术和研究论文 50 多篇，在《光明日报》等媒体发表科普文章 30 余篇，创作《没有硝烟的战争：人类与流感病毒》《说走就走的旅行：病毒跨种传播》《精准制导的分子武器：抗 HIV 药物》《二元神探：追踪病毒的微迹》科普视频。在"院士专家进校园"等活动中，以《生命探索的精彩瞬间》《微生物与健康》《生物技术与生物安全》《辩证思维与科学精神》《神奇的基因：从"蜘蛛侠"到"绿巨人"》《学党史，悟思想："七个一"回答"十万个为什么"》《科学家精神在中国：青少年科学教育课堂》《比翼双飞：科学普及的若干思考》等为主题，讲授科普报告和科学课程受众逾千万人次。三次荣获全国优秀科普作品奖、两次荣获全国优秀科普视频奖，荣获中国科学院优秀科普图书、中国科学院优秀科普视频、湖北省优秀科普图书、武汉市优秀科普图书等奖励。被授予"国际科普作品大赛科普贡献者""武汉科学家科普团优秀团员""湖北 70 年优秀科普工作者""楚天科普人物""2021 北京最美科技工作者""典赞·2020 科普中国"科普特别人物等荣誉。著有《剑与盾之歌：人类对抗病毒的精彩瞬间》《剑与盾之歌：瘟疫与免疫的生命竞技场》《"小病毒　大世界"健康科学绘本》，主编《四级重器：武汉国家生物安全实验室（P4）》等著作。

序

2018 年，距全球大流感暴发的 1918 年整整 100 年——一个世纪！

今天，我们已经认识了流感病毒，看似微小的生命，这么多年来和人类纠缠不清，常常幻化出各种形态，迷惑和躲避人类的追踪，却又突然一阵旋风，把一遭遭劫难刮向人类世界。

时至今日，科学的发展已然呈现出更为微观、更为精准、又更为系统的趋势，让人在科技飞速发展的时空中目眩神迷；这些专业领域中的累累硕果，就像夜空中绽放的烟花，在历史的长河里化作点点繁星，在文明的宝库中闪烁着智慧的光芒。

至少，我们已经知晓，流感并不遥远，就在我们身边。然而，我们还是会有躲避的念头，似乎可以在某种空间状态下，创建一个生命区间的隔离域。所以我们常常在流感来袭的时刻，却未真正做好准备，无论是真实的生活或是思维的潜意识。

马克思说："科学绝对不是一种自私自利的享乐，有幸能致力于科学研究的人，首先应拿出自己的知识为人类服务。"自然规律的探索是一个积累过程，是在未知的知识领域不断开辟前行。科学灵感的出现，并非去创造一个公式或模型，而是在实践中发现其固有性质，并将其抽象化成为理论或趋势。

巴斯德提出，科学没有国界，科学家有自己的祖国。新时代科技创新的使命，就是要把科技成果书写在祖国的大地上。传染病没有国界，病毒"旅游"

无需签证，流感病毒甚至跨种传播，早已突破了国家和地域限制，是盘旋在地球大气层中的一个"幽灵"。

科学创新要融入大众才能充满活力，科学的火种只有深植于心灵，科技创新的动力才能源源不绝。科学教育和科学普及，正是这星火燎原的春风，传播科学的思维、科学的知识、科学的方法、科学的成果、科学的精神。

在星辰灏瀚的宇宙中，病毒与人类如影随形，"玩"着迪士尼乐园里的"猫鼠游戏"，生命与环境循环交替，自然与文明交相辉映。流感，这个躲也躲不过的敌人，不躲了，一同去探个究竟，开启说走就走的科普之旅。

2018 年 5 月 28 日星期一

前 言

◆◆◆

　　2018 年，春天的脚步向我们走来，当夜幕降临，北国风中仍透着丝丝凉意，奥林匹克公园的长街上，不时会出现跑步或运动的身影，掠影之间，在转角就会遇见蒙着口罩的脸，像是在隐约中透露出时间的信息……或许，时间从未停下脚步，讲述春天的故事，是从上一个季节开始。

　　流感病毒，地球上最重要病毒之一，与人类"不离不弃"。

　　美国新闻记者曾以 1918 年大流感为题创作纪实文学作品，中国亦将其翻译成中文出版；其他多国也曾以健康为主题，把流感知识作为儿童和初级教育学生的课外读物，以树立公民的公共卫生理念。中国在流感病毒领域，也有学术专业著作问世，这些书籍中有非常棒的国际领先成果；随着中国卫生和疾控事业的发展，健康教育也渐渐开始有了一些读本的出版，为大众带来了公共健康知识。公众对科学的认知，可以推动社会健康发展，科学只有根植于民间、服务社会才能体现它的价值。

　　本书将带领读者从流感的历史、疾病的发展、免疫和健康、生命和演化、社会和国家、全球与人类的角度层层递进、娓娓道来，通过十章的内容，深入浅出地介绍科学的知识，使读者犹如打开了神秘的藏宝图，在疑惑的海洋中探险猎奇，和未来的科学家对话科学的传奇，向今天的我们传播科学的春天。

　　第一章"寒冬"以 2017 年冬季流感突然来袭为开端，从病原学和流行病学两个角度切入，介绍了流感病毒的基本概念和专业术语，从流感病毒"四大天王"带领读者进入健康消毒、卫生措施、个人保护的生活常识与普通原理；然后，从病理发展以及重症发生，引起人体生理疾病的临床表现情况，概述了以被救治者和救治者为焦点的"双重挑战"，健康的保护需要双方的努力，医学的进步是全人类共同的事业；传染性疾病不断地在历史上重演，动摇了人类社会的基本单元，暴发严重时甚至威胁到国家安全和世界文明进程。

第二章"'一战'"就是历史上流感给人类带来的一场最严重的浩劫。第一次世界大战期间，各国在战争硝烟中冲锋厮杀，恰恰给了流感病毒乘虚而入的大好时机。本在交战国之间发生的大流感，受到舆论宣传管制，却被冠以非参战国的名号"西班牙小姐"。直到今天，人们记忆中更多的还是前线惨烈战况；后方的大流感危机或许只有亲历过这次非战争创伤的市民，才能够真正体会比呼啸的炮火更可怕的凝重；大流感过去，人们缅怀逝者和追思亲朋，却仍没有弄清楚无形杀手的真面目，十几年过去了，当人们无数次尝试在细菌试验中寻找答案时，终于找到了流感病毒，对人类来讲，病毒的细微形象仍然还是模糊不清的"马赛克"。

第三章"奶牛"的故事，是开启预防医学和战胜病毒的光辉经典。人类掌握的"以毒攻毒"疫苗技术，源于曾经流行全球范围的天花。用感染者的天花毒液来预防天花，据记载是我们祖先的重大发明，尽管对人有一定的预防功效，然而，由于其毒性较大而存在安全隐患。英国医生爱德华·琴纳发现了"牛痘大战人痘"的秘密，从此开启了免疫学的大门。遵循天花疫苗的"启示录"，细菌和病毒疫苗不断被发明和研制，免疫学建立了"细胞免疫"和"体液免疫"的理论框架，人体免疫系统的三道防线，抵抗和消灭入侵的病原，守护着我们大家的健康。免疫学兴起，成为当今最为活跃的学科，更使得肿瘤免疫治疗出现，让人类看到治愈癌症的曙光。

第四章"分子"带领读者进入微观世界探索生命的奥秘，从人类自身的生命活动出发，层层递进，剖析生命活动和物质运动。人类发明了电子显微镜、核酸扩增技术、生物安全实验室，来近距离接触病毒和保护自我，将看不见的生命体清晰地呈现在眼前，犹如进入了"微波巨浪"般的奇妙航行；认识了病毒的本质，就理解了针对病毒研制出疫苗、药物，伴随着新兴生物技术和医学理念革新，被称为"上帝之手"的CRISPR魔术剪刀手赋予了基因编辑的巨大活力，CAR-T免疫治疗开启了医学领域疾病治疗的大手笔，这是一个"奔流涌进"的大时代。

第五章"风簿"从人类社会普通感冒说起。其实，我们常常说的这种疾病并不是真正的医学词汇，而是由宋代"太学生的请假条"演变而来。感风即为感受风邪入侵之意，是古代中国医学理论中的致病因子，到了清代则由官员将其含义再次演绎，感冒即为感受风邪冒出之意，成了请病假的代言托词，从而流传至今。我们有时也把它称为"着凉"，不知何故，英文中使用几乎同样的表述，即"Catch Cold"。"细菌性感冒"常常因细菌感染引起，人类发明抗生素以来，凭借其抗感染功效战胜细菌，并在第二次世界大战期间大放异彩，也是对抗感冒细菌的非凡武器；"病毒性感冒"则由病毒感染引起，除了流感病毒，还有许多导致感冒的病毒，这类病毒一般情况下，会被人体免疫系统所识别和消灭，尽管没有特效预防或治疗药物，通常人感染后也会痊愈。

第六章"魔鬼"来自于意大利威尼斯的一次流感大暴发，恐惧的人们第一次命名了这种可怕的传染性疾病，并将"Influenza"作为流感的名号。人类历史上已知的四次流感大流行，都是由"流感病毒"所引起的，由于流感病毒通过空气传播的特性，以及比普通感冒病毒更为危险的毒力，在全球范围内横行肆虐；流感的分类非常复杂，除了前文开篇提到的四种类型的"流感家族"，特别在甲型流感中，又以病毒的血凝素（HA）和神经氨酸酶（NA）为划分依据，共有18（16+2）种HA亚型和11（9+2）种NA亚型，也正是因为这些多变的毒种，让人们在对抗流感病毒的时候，常常会产生应接不暇的感觉；而解答这些谜题的关键，就是去揭示流感"病毒粒子"的本来面目：一个包裹着单链病毒RNA的核心，以及粒子表面用于病毒侵染和释放的膜蛋白，看似简单的结构下，却暗藏着迷惑的"糖衣炮弹"。

第七章"变异"正是流感病毒偷袭人类的"法宝"。近年来时常暴发的"禽流感"就是一个例证，特别是新型H7N9和H5N1流感病毒感染人事件的发生，给我们敲响了流感防控的警钟。流感病毒"跨种传播"的"不端行为"，就是作为一种RNA病毒的显著特征，流感病毒遗传物质的不稳定性，决定了病毒表现形式的不稳定性，小突变称之为抗原漂移，大片段交换称之为抗原转换，病毒在突变中抗原兼具禽和人细胞受体的结合能力，人类的麻烦就来了；不仅仅是流感病毒，埃博拉病毒、中东呼吸综合征病毒、寨卡病毒等，也从动物的宿主中，向人类发起一波又一波凶猛的进攻，我们或许也该思考，人类应敬畏"自然的边界"。

第八章"因果"为人类一个应对流感病毒的基本原则，那就是"早发现、早诊断、早干预、早治疗"。那么，"病毒溯源"就是再早一些预警，将病毒天然宿主的发现作为目标，直奔着疾病传染的源头而去，用大生态的视角来审视人与自然的平衡；感冒症状不同，病毒变异存异，在这茫茫人海之中，要确诊流感病毒就得有据可依，一方面是临床的表现，另一方面，要获得"病毒侦检"的现场证据，就要抓住流感病毒的生命要素：蛋白质、核酸、活病毒；具体问题具体分析，有了流感病毒感染的临床症状和诊断信息，接下来就是对症治疗、抗病毒治疗和重症治疗，同时，为了防控疾病传播扩散，必要的卫生政策和干预措施，也是"病毒防治"和保护公众的社会规范。

第九章"押题"的题目是一个每年两次的多项选择题，都是为了变化多端的流感病毒而设计。减毒活疫苗、灭活疫苗、亚单位疫苗、病毒样颗粒疫苗，人类研制成功的"疫苗"，无不循序"以毒攻毒"的经典理论，却又常常求索于免疫原性和免疫反应性之间，问道于有效性和安全性之间；世界卫生组织每年在易感的春季和秋季发布病毒通缉令，重点盯防可能偷袭人类的三种流感病毒，"押题"式确定制备疫苗所需之病毒；一张世界各地流行病监测的大网，也会有漏网的流感病毒，可否换一种备考方式，用问答题来代替选择题，这个问题就是"通用流感疫苗"的设计，而答案就是我们去实践的终极目标。

第十章"百年"就是回顾 1918 年世界大流感的一个纪元。流感病毒是人类近年来所面临的新发和再发传染病威胁之一，随着全球化进程的快速发展和人与自然交互的日益频繁，会有更多未知的病毒"勇闯"人类社会。构建现代"新健康中国"体系的核心支撑是科学技术，回顾一百年前大流感"席卷"全球之势，全球病毒组计划赋予了"新时代使命"的科学目标，这将不再是一兵一卒的对抗，也不再是一城一池的攻防，这是一场病毒与人类世界的系统对话，一次跨越时空的生命之缘。

　　流感，这个古老的故事，似乎总有讲不完的话题，来了又走，却总是徘徊在凌乱之间。对于流感病毒的发现和研究，迄今已经过去了近一个世纪，回顾科学技术的发展，我们一路走来，不断去找寻疾病防控的手段，不断去守护生命健康的道路，然后成了一段沉寂的过去，却又在记忆里一次次被唤醒。

　　当新时代科学技术的春天来临，科学普及的峻峰即将冰雪消融，蕴藏着生命奥秘的源泉，愈将奔流向广阔的田野、崇峻的森林、蜿蜒的群山、雄伟的都市，将那些激情澎湃的精彩瞬间，汇聚着科技事业的磅礴力量，滋润着沃土中最深厚的根基。

2018 年 6 月 20 日

北京

目 录

————— ◆◆◆ —————

第一章

寒冬

2017 年冬季的流感突然暴发，患病人群突然激增，人们在医院焦急等待和治疗，仍然出现了病患重症和死亡问题，面对疾病突然来袭，我们常见的感冒治疗有哪些科学依据，比如呼吸辅助装置和药物功效又是什么道理。

1. 四大天王

"空即是色，色即是空"，都说生活是最难念的经。

2018 年 1 月 8 日，国家卫生计生委向各省、自治区、直辖市卫生计生委、中医药管理局，新疆生产建设兵团卫生局，发出了国卫发明电〔2018〕1 号文件：《流行性感冒诊疗方案（2018 年版）》。

目前，我国处于流感疫情高发时期，2017—2018 年冬季报告病例数明显高于往年同期水平，为有效应对流感疫情，切实保障人民群众健康安全，在通知中特别制订了九条诊疗方案。

手上拿着这本书，或正在候诊的读者朋友们，开篇，就不作一场海陆空全方位的经文解读大会了，咱们开始直奔主题，"解百冤之结，消无妄之灾"。认识流感基本要点：病原学[*]、流行病学、发病机制及病理学，掌握流感基本知识，在思想上达到"战略上藐视敌人"之境界。

注：* 见文后名词注释。

病原学

流感病毒的"四大天王"：甲、乙、丙、丁，对应的就是甲型流感、乙型流感、丙型流感和丁型流感（目前知道丁型只感染牛、猪，不感染人）。通常甲型流感会造成在全球范围内的大流行，而乙型流感则一般在局部暴发，也能广泛感染人群并且引起重症病例。

1933 年，人类第一次分离成功甲型 H1N1 病毒。1940 年，弗朗西斯（Francis）和玛吉尔 (Magill) 从人群中首次分离出乙型流感病毒。通常又把乙型流感分为三大谱系，分别是最早出现的以 B/Lee/40 株为代表的 Ⅰ 型、以 B/Yamagata/16/88 株为代表的 Ⅱ 型 [简称山形（Yamagata）系] 以及以 B/Victoria/2/87 为代表的 Ⅲ 型，简称维多利亚（Victoria）系。

在目前感染人的主要是甲型流感病毒中的 H1N1、H3N2 亚型及乙型流感病毒中的山形系和维多利亚系。根据分子演化系统方法分析，由谱系遗传距离推测显示，乙型流感病毒山形系和维多利亚系起源于 1969 年。

这一型的病毒感染对象的特异性强，除人以外，海豹也是无辜的受害者之一，其他的自然宿主目前尚未被发现。2000 年，荷兰科学家奥斯特豪斯（Osterhaus）首次从海滩上发病的海豹身上分离出了乙型流感病毒，经过研究比对，发现这一株 B/seal/Netherlands/1/99 的序列与 5 年前人类流行的乙型流感病毒的基因序列几乎完全一致。

由此推测，乙型流感病毒可能源于海豹，而且海豹可能是病毒的天然宿主；并推测病毒在海豹体内由于受到演化压力影响，使其变异程度较慢，人类有可能再次感染乙型流感病毒的风险。

不幸被言中，在 2017 年这一次流感流行期间，危害较大的病毒株就是乙型流感的山形系。

在乙型流感病毒发现早期，约每隔 4 年就会成为流感的主要流行株，近些年来逐渐显示出强劲的反扑势头，很嚣张地活跃在世界各地，在中国的季节性流感监测中，也是区域优势流行株。

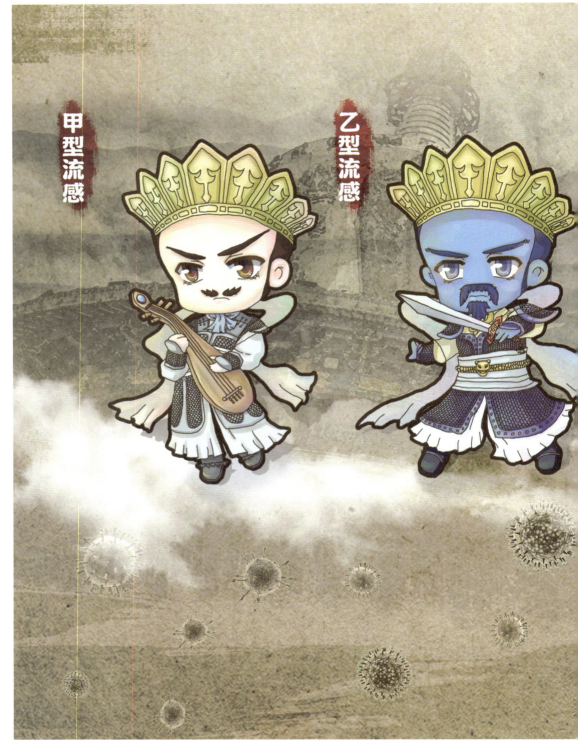

甲型流感

乙型流感

流感"四大天王"：甲型流感、乙型流感、丙型流感和丁型流感

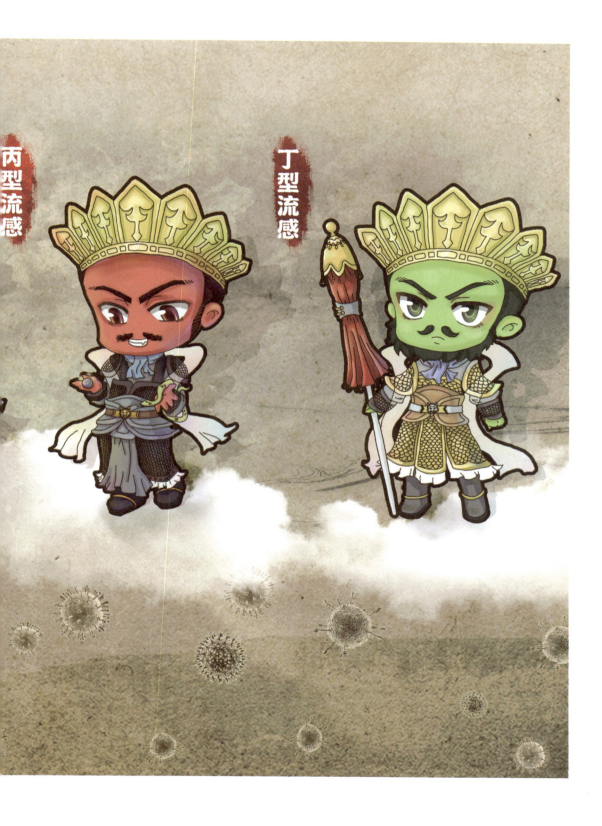

丙型流感

丁型流感

第一章 寒冬

乙型流感主要在人群中流行，与甲型流感的临床症状相似，表现为头痛、发热、肌肉酸痛等，特别是老人与儿童常常成为受害者，会引起继发致死性肺炎等，还可能导致儿童患瑞氏综合征，该病会发生器官衰竭和损伤甚至死亡，亦是十分凶险。

目前使用的大部分流感疫苗为灭活疫苗，包括三种成分（即所谓三价疫苗）：甲型流感病毒的 H1N1、H3N2 和一个谱系的乙型流感病毒（如果疫苗组分中包括两个谱系乙型流感病毒，即四价疫苗）。每年世界卫生组织向各个国家公布其疫苗成分。在 20 世纪 90 年代以后，维多利亚系和山形系病毒会在世界各地呈现出不同的流行比例，2017 年则是防着维多利亚"狐狸"却来了山形"狼"。

流感病毒对乙醇、碘伏、碘酊等常用消毒剂敏感；对紫外线和热敏感，56℃条件下 30 分钟可灭活。

关于消毒这种事情，人人可都是专家，烧开一锅水冲烫、强力消毒水喷淋、超级活性炭口罩等一应俱全。在这里还是要啰嗦一下，消灭流感病毒通常使用的化学和物理的方法，也要有据可依、科学合理。

拿乙醇、碘伏和碘酊来讲，后两者一般是成品制剂，出厂时就已经限定了成分比率，如碘伏，就是单质碘（I_2）与聚乙烯吡咯烷酮（Polyvinyl Pyrrolidone，PVP）的不定型结合物，医用碘伏通常浓度较低，在 1% 或以下呈现浅棕色，具有广谱杀菌作用，可杀灭细菌繁殖体、真菌、原虫和部分病毒。而碘酊就是碘酒哦。

乙醇可不同，俗家名号就是酒精（C_2H_6O），具有特殊香味，并略带刺激性，可与水以任何比例互溶。简而言之，乙醇在水中可以 0 ～ 100% 全比例无缝对接，可是，任意比率的乙醇溶液，消毒的效果可不是都能达到功效全开的效果。

问题来了，浓度多少的乙醇杀菌效果好？

乙醇是一种小分子醇类有机化合物，乙醇的分子具有很大的渗透能力，能穿过细菌表面的膜，进入细菌的内部，造成构成细菌生命基础的蛋白质凝固，因而能将细菌杀死，对病毒蛋白质也是同理。

乙醇广泛用于医用消毒，体积分数为 75% 的乙醇溶液常用于医疗消毒，一般使用 95% 乙醇用于器械消毒；70% ～ 75% 的乙醇溶液用于杀菌，例如 75% 的乙醇溶液在常温（25℃）下，一分钟内可以杀死大肠杆菌、葡萄球菌和普通病毒等。

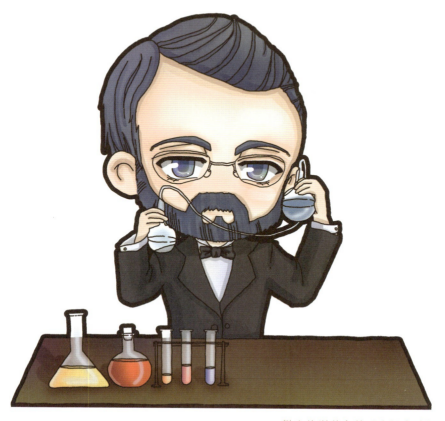

通常来说，乙醇浓度越高，蛋白质凝固作用越强。如果乙醇溶液的浓度低于 70%，乙醇分子虽可进入细菌体内，但"火力不够"不能将其蛋白质凝固，难以将细菌彻底杀死。通过实验证明，75% 的乙醇溶液能顺利"渗透"进入细菌体内，并有效地将细菌体内的蛋白质凝固，消灭细菌和病毒。

95% 以上，甚至 100% 的乙醇溶液，由于"火力太强"将细菌表面包膜的蛋白质迅速凝固，致使细菌形成一层"城墙"保护膜，阻止乙醇分子再进入细菌体内，因而不能将细菌彻底杀死，待到时机成熟，细菌薄膜内的细胞可能将"城墙"冲破而重新复活，继续为非作歹，贻害人间。

说到紫外线和热敏感，"56℃条件下 30 分钟可灭活。"——微生物专业同仁以及广大食品工业的朋友们一定不会陌生，没错！这就是鼎鼎大名的"巴斯德消毒法"。

法国科学家路易·巴斯德（Louis Pasteur）在著名的"肉汤试验"中，证明

微生物学著名的"肉汤实验"

了在曲颈瓶外面的空气中，存在着我们肉眼无法看见的"坏家伙"，暴露在空气中的肉汤，以及我们平时吃不完的饭菜，很快就会变馊坏掉，而曲颈瓶里面挡住微生物的肉汤，放置很长时间仍然新鲜，至于巴斯德是如何去证实肉汤新鲜程度的，我们也不再去揣度现场的真实场景了。

总之，这个实验无可辩驳地指出，千百年来一直隐藏在暗处，时刻威胁着人类健康的微生物病原。后来，医学界和食品界普遍采用了一种可以快速高效消灭"坏家伙"的守则："56℃ +30min"杀菌组合拳，同样也适用于病毒。

至今，我们喝牛奶时，会不会忽然灵机一动：与其花半个小时用 56℃ "焖"着，何不直接冲到 100℃，说不定 3 分钟就消毒完成，默默地在心底为自己"点个赞"。且慢，灵机再一动，开水"烫"出来的牛奶还能喝吗？营养物质都流失了，消毒用力过猛，把"好家伙"也都带走了。

巴斯德，这位"人类健康的保护神"，大家心中仍应感念这样的伟大科学家为人类带来的福祉。

流行病学

流感患者和隐性感染者是流感的主要传染源，从潜伏期末到急性期都有传染性，受感染动物也可成为传染源，人感染来源动物的流感病例在近距离密切接触可发生有限传播。病毒在人呼吸道一般持续排毒 3 ~ 6 天，混于分泌物中，婴幼儿、免疫功能受损患者排毒时间可超过 1 周，人感染 H5N1/H7N9 病例排毒可达 1 ~ 3 周。

这就意味着，流感病毒具有传染性，是一种人和人之间、人和动物之间都可以传播的传染性疾病，因此，也就符合所有防控传染病普通原则："基本三要素"。

第一招：控制传染源

这是预防传染病的最有效方式。对于人类传染源的传染病，需要及时将病人或病原携带者妥善地安排在指定的隔离位置，暂时与人群隔离，积极进行治疗、护理，并对具有传染性的分泌物、排泄物和用具等进行必要的消毒处理，防止病原体向外扩散。

然而，如果是未知传染源，特别是动物的传染源，由于其确定需要流行病学的因果推断和实验室检测结果上得到充分的证据，有的时候并不是很容易得到确切结果，尤其是突发急性传染病发生时，想要短时间内锁定传染源更是困难。

不过，一旦确定传染源后，需要及时采取高效的措施控制传染源，以保证传染源不会继续将病原体向易感人群播散。因此，任何人得了流感，最好不要"硬撑着"去上班，在家里隔离休息是最佳选择，既利己又利他。

第二招：切断传播途径

对于通过消化道、血液和体液传播的传染病，虫媒传染病和寄生虫病等，切断传播途径是最为有效的预防方式。

其主要方式在于对传播媒介阻断、消毒或扑杀。如对于污染了病原体的食物或饮水要进行丢弃或消毒处理，对于污染了病原体的房间或用具要进行充分的消毒，对于一次性的医疗用品在使用后要及时进行消毒或焚烧等无害化处理，在虫媒传染病传播季节采取防蚊防虫措施等。

同时，对于高危人群的健康教育干预手段也是极为必要的。

如今预防甲型 H7N9 流感病毒的方法也仍然是注意基本卫生、勤洗手、戴口罩、吃肉要煮熟等，更为重要的是不吃活禽——一直在强调，且仍然是切断传播途径最有效的方式。

第三招：保护易感人群

保护易感人群也是传染病预防的重要组成部分，而且往往是较为容易实现的预防方法。

对于已经有预防性疫苗的传染病，给易感人群接种疫苗是最为保险的方法，如婴儿在出生后进行的计划免疫，对于传染科医生、护士、从事传染性疾病研究的科研人员和从事禽类养殖工作的人员等接种相应的疫苗。

历史上，人们利用高效的疫苗已经成功地消灭了天花，我国近些年乙型肝炎感染者持续下降以及长期维持无脊髓灰质炎（小儿麻痹症）状态，证明对于易感人群的疫苗接种在传染病防治上起到了重要作用。

流感主要通过打喷嚏和咳嗽等飞沫传播，也可经口腔、鼻腔、眼睛等黏膜直接或间接接触传播，接触被病毒污染的物品也可引起感染，人感染禽流感主要是通过直接接触受感染的动物或受污染的环境而患病。

流感病毒的可怕之处，正是在于其可以在空气中传播，在自然环境中无处不在。血液和体液传播可以躲，皮肤和黏膜接触也可以躲，气溶胶和飞沫可真是躲也躲不过，呼吸总不能离开空气。

对付专业的病毒，就要有专业的装备

口罩不是"棉花套"，随着医学的发展，人类早就认识到，微生物是导致疾病的罪魁祸首，"病从口入，亦从口出"。随着材料技术的发展，口罩严丝合缝的程度越来越高，"PM2.5口罩"更是近年来与雾霾"相爱相杀"的热词，这一款口罩对空气传播的流感病毒功效如何呢？

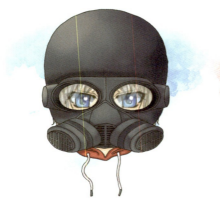

防毒面具

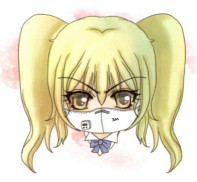

口罩

防护口罩不等于"防毒面具"

挡一挡总是好的

PM，英文全称为 Particulate Matter。PM2.5，是指大气中直径小于或等于 2.5 微米的颗粒物。PM2.5 口罩的基础材质为碳纤维毡垫、高分子织物等，PM2.5 的名号，是指能有效过滤 PM2.5 微粒的口罩，并界定为滤过悬浮颗粒分子能力的密闭性。也就是说，PM2.5 口罩可以有效地过滤直径 2.5 微米的颗粒。

流感病毒，表面长满刺突的生物颗粒，它的大小是多少呢？一般来讲，流感病毒的直径在 80 ～ 120 纳米，1 微米 =1000 纳米，换算成微米就是不到 0.2 个微米，这样一算，2.5 微米的封闭能力远远不够。

不过，微观世界的病毒并不是宏观世界的黄豆，一颗一颗地散落在空气中，我们提到了流感病毒的传播方式是"气溶胶"飞沫，也就是一种"装载"了病毒颗粒的混合体，定义为由固体或液体小质点分散并悬浮在气体介质中形成的胶体分散体系，简单点讲，固体的气溶胶叫"烟"，液体的气溶胶叫"雾"。

病毒就隐藏在这烟雾之中

病毒气溶胶也是气溶胶，可大可小，直径在 0.001 微米至 100 微米之间，这样看起来，PM2.5 还是可以截住一些"大规模杀伤性武器"，总归还是有益处的。

还有一个故事与大家分享：

一对青年男女吃晚餐，
女孩对男孩说："今天的鸡肉好吃吗？"
男孩回答："很好吃啊。"
女孩害羞地笑了，
自己夹了一块放进嘴里，
笑容中带着一丝尴尬，

对男孩说："好像没有煮熟。"

男孩对女孩说："你煮的东西都好吃。"

两人甜蜜地一起吃完了晚餐。

……

结果，两人一起得了禽流感。

重要的事情说三遍：高温煮熟！高温煮熟！高温煮熟！

不吃活禽，要习惯于消费集中宰杀的超市冰冻禽类。

人们 常常因为未知而恐惧，然而，特别是涉及人口健康问题，每每印证了中国的那句老话"人命关天"，恐慌的患者心理与医学诊治、急迫的病情症状与适时的个体疗效、病原的危险程度与药物的合理配置，无一不牵动着人们高悬的心。

2. 双重挑战

发病机制及病理

甲、乙型流感病毒通过结合含有唾液酸受体的呼吸道上皮细胞表面启动感染。流感病毒通过细胞内吞作用进入细胞，病毒基因组在细胞核内进行转录和复制，复制出大量新的子代病毒颗粒。

这些病毒颗粒通过呼吸道黏膜扩散并感染其他细胞。流感病毒感染人体后，可以诱发细胞因子风暴，导致全身炎症反应，出现急性呼吸窘迫综合征、休克及多脏器功能衰竭。

流感的病理变化主要表现为呼吸道纤毛上皮细胞呈簇状脱落、上皮细胞化生、固有层黏膜细胞充血、水肿伴单核细胞浸润等病理变化。重症肺炎可发生弥漫性肺泡损害。

合并脑病时出现脑组织弥漫性充血、水肿、坏死。

合并心脏损害时出现心肌细胞肿胀、间质出血，淋巴细胞浸润、坏死等炎症反应。

从上面的几段文字中，我们总结如下：流感病毒感染人体正常细胞，并在细胞内复制增殖产生新的病毒，继续扩散和感染其他细胞，因此，人体免疫系统受到攻击后，通过激活免疫细胞展开强烈的反击，在体内掀起一场又一场"炎症（细胞因子）风暴"，当炎症反应超出了人体生理反应所能够承受的水平，会导致器官功能被严重影响，甚至引起脏器衰竭或死亡。

另外，病毒持续感染细胞后，不断扩散和入侵人体组织器官，如肺、脑、心脏等。由于病毒的入侵感染，原本维持人体正常生理功能的细胞遭到"劫持"，因此由细胞组成的人体组织器官从内部被破坏，随着"防御系统"被攻陷，致病性细菌等也会乘虚而入，引起病毒和细菌性混合肺炎等，继而出现病变、出血、坏死等症状，同样严重地危害健康和威胁生命。

重症与危重病例

流感病毒感染患者出现以下情况之一者为重症病例：持续高热 > 3 天，伴有剧烈咳嗽，咳脓痰、血痰，或胸痛；呼吸频率快，呼吸困难，口唇紫绀；神志改变：反应迟钝、嗜睡、躁动、惊厥等；严重呕吐、腹泻，出现脱水表现；合并肺炎；原有基础疾病明显加重。

出现以下情况之一者为危重病例：呼吸衰竭；急性坏死性脑病；脓毒性休克；多脏器功能不全；出现其他需进行监护治疗的严重临床情况。

重症病危对应人体健康的基本要素，如呼吸，这是人类最基本的生理功能，是指机体与外界环境之间气体交换的过程，人的呼吸系统主要是吸入氧气，呼出二氧化碳气体，维持身体的新陈代谢，一旦呼吸停止，生命也将终止。

呼吸系统包括呼吸道和肺，呼吸道是气体进出肺的通道，由鼻腔、咽、喉、气管、支气管构成，呼吸衰竭是各种原因引起的换气功能严重障碍，以致不能进行有效的气体交换，导致一系列生理功能和代谢紊乱的临床综合征。

在救治流感病毒患者时，如果出现呼吸衰竭的症状，就意味着人体的基本生理功能受到了威胁，需要采取急救措施恢复呼吸系统功能，同时考虑病毒或其他致病因素，做到在现有条件下的科学合理医治，这同时是对施救者与被救者的考验，不仅仅是客观方面，也是主观方面，面临的双重选择与挑战。

谈及社会问题，总是显得如此沉重，仿佛所有人都被放置在审判席上，等待着突如其来的质疑，时刻徘徊在脑海中的应对之策，以及难以预见到无法包罗万象的判决书：或是莫大的委屈，或是侥幸的释然。

今天我们在这里探讨的，并不是人口与健康的全部问题，也"暂时"离开流感这个主题，而是选择一个全球所公认的自然科学奖，从创始奖项者的初衷以及获得奖项者的成就，来尝试从科学的角度探讨——"诺贝尔生理学或医学奖"（Nobel Prize in Physiology or Medicine）。

阿尔弗雷德·贝恩哈德·诺贝尔（Alfred Bernhard Nobel），是一位传奇的发明家和工业巨擘，终其一生拥有 355 项专利发明，并在全球 20 个国家开设了约 100 家公司和工厂，1895 年，诺贝尔将其约 920 万美元资产作为基金，将每年所得利息分为 5 份，设立包括生理学或医学奖在内的 5 种诺贝尔奖。

诺贝尔生理学或医学奖奖章图案是健康女神正在从岩石中收集泉水，为生

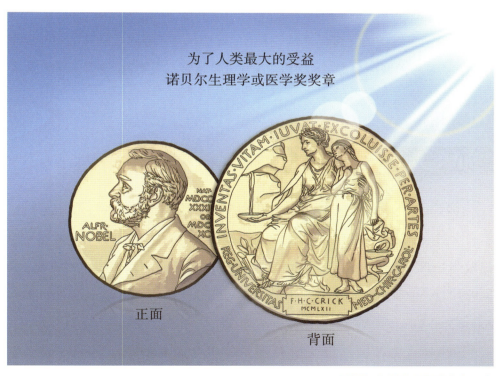

诺贝尔生理学或医学奖章图案

病的少女解渴。奖章上刻有一句拉丁文，大意为：新的发现使生命更美好，颁发给在生理学或医学界做出卓越贡献者。

对于诺贝尔生理学或医学奖，诺贝尔在遗嘱里提到两个关键词："发现"和"人类最大的受益"，相比于基础科学擅长"发现"，临床医学以"人类最大的受益"为优势，尽管还规定了"过去一年里"的时间限定条件，但似乎，"诺贝尔奖"还是以"实践是检验真理的唯一标准"为最高准绳，坚持让新的"发现"和"人类最大的收益"被公众广泛认识并在医学等领域应用后，才将这一殊荣授予"久经考验"的贡献者。

2008年的"诺贝尔生理学或医学奖"注定是一次非凡的病毒学盛典，欧洲的三位科学家分享该奖项。法国巴斯德研究所的两位科学家弗朗索瓦丝·巴尔－西诺西（Françoise Barré-Sinoussi）和吕克·蒙塔尼（Luc Montagnier）因发现人类免疫缺陷病毒（Human Immunodeficiency Virus，HIV）而获奖。德国癌症研究中心的科学家哈拉尔德·楚尔·豪森（Harald Zur Hausen）因发现人乳头瘤病毒（Human Papilloma Virus，HPV）导致宫颈癌而获奖。

他们分别发现了导致人类致死性疾病——艾滋病以及宫颈癌的元凶，进而极大地推动了医学的发展，改善了人们的健康水平。在这次获奖的科技成果中，引人注目的两种病毒，再次进入了大众的视野：人类免疫缺陷病毒和人乳头瘤病毒。

HIV：人类免疫缺陷病毒

1983年，法国巴斯德研究所肿瘤病毒研究室主任蒙塔尼和巴尔－西诺西，第一次对一例患有持续性全身淋巴结病综合征的男性同性恋者肿大淋巴结组织做体外细胞培养，在电镜下他发现了一种类似于逆转录酶功能的病毒，经验证其为一种新发现的病毒，便命名为淋巴结病相关病毒（Lymphadenopathy Associated Virus，LAV）。

1984年，美国国立卫生研究院肿瘤研究所罗伯特·盖洛（Robert C. Gallo），从艾滋病患者周围淋巴细胞中分离到一株新病毒，并将其命名为人类嗜 T 细胞病毒Ⅲ（Human T Cell Lymphotropic Virus，HTLV Ⅲ）——此前盖洛教授已经分离出了两种病毒，即人类嗜 T 细胞病毒Ⅰ和Ⅱ，这两种病毒与 HIV 完全不同。随后，美国旧金山加州大学的里维教授也从艾滋病患者分离到一株病毒，命名为艾滋病相关逆转录病毒（AIDS-Associated Retrovirus，ARV）。

因为上述三种病毒在形态、核酸序列、蛋白结构及细胞嗜性等方面完全一致，1986 年 6 月，国际微生物协会及病毒分类学会将该病毒统一命名为人类免疫缺陷病毒，即艾滋病病毒。

艾滋病病毒主要攻击人体的辅助 T 淋巴细胞系统，一旦侵入机体细胞，病毒将会和细胞整合在一起终生难以消除；HIV 破坏人体免疫系统而使得患者失去对抗疾病的保护和免疫能力，成为现代的"特洛伊木马"病毒。

从此以后，人类就开始了与这种传染病的艰难斗争。

HPV：人乳头瘤病毒

1949 年，人们首次在电镜下观察到 HPV 颗粒的真身，它呈现为球形对称的 20 面体，直径为 45 ~ 55 纳米，是头发丝直径的千分之一。

HPV 感染人体的表皮与黏膜组织，目前约有 170 种类型的 HPV 被判别出来，有些时候 HPV 入侵人体后会引起疣甚至癌症，但大多数时候则没有任何临床症状。HPV 是感染细胞的"温和派"，其诡谲之处在于，不像 HIV 或 HBV 那样以杀死细胞为目标。

根据致病力的强弱，HPV 被分为高危型和低危型两类，分类的标志便是致癌能力。其中 15 种高危型 HPV，就会导致子宫颈上皮内瘤变和宫颈癌，豪森发现的 16 和 18 型就赫然在列。

1977 年，豪森研究团队从宫颈癌标本中成功克隆出 HPV 16，疾病疑团渐渐被破解：HPV 16 型在半数宫颈癌标本中均被检出，随后发现的 HPV 18 型在 17% ~ 20% 宫颈癌中能被检测出。越来越多的结果表明豪森论断的正确性，1991 年，一项大规模流行病学调查确认表明：HPV 的确是宫颈癌的致病"元凶"。

2008 年，在诺贝尔奖评审委员会发布的新闻公告中写道："哈拉尔德·楚尔·豪森敢于摒弃教条，他所做出的探索性工作，让人类了解了 HPV 与宫颈癌的关系，促进了针对 HPV 的疫苗开发。"

从临床上看来，HIV 和 HPV 都是慢性病毒，都表现持续性感染的症状，而且，又都能导致很严重的疾病——艾滋病和宫颈癌，几乎可以并列为人类健康的终极杀手；然而，通过同样的科学原理，可以制成 HPV 疫苗用以预防宫颈癌，却无法制成 HIV 疫苗预防艾滋病。

我们在这里，不去展开详细地讲病毒学和免疫学理论、两种病毒自身的特点如何不同，以及感染人体不同的宿主细胞等，而是为大家呈现出来一个事实：

> 如果 HPV 没有被发现是宫颈癌的元凶，就不可能成功发明 HPV 疫苗
> 即使认识到 HIV 是人感染艾滋病的祸首，不一定能够研制出 HIV 疫苗

科学总是遵循着固有的规律，那是一条充满艰险崎岖不断去攀登的道路，因为在前方永远是未知的黑暗和更高的山峰，不同于在现有理论的基础上，建造一座雄伟瑰丽的宫殿，更多地需要在无数次的失败中重新站起来，以无畏的勇气和坚定的信心去探究生命的源泉。

这也许正是，诺贝尔奖章上面镌刻着泉水的医学真谛，而健康的奥秘永无止境，我们回顾过去会发现，人类在血与泪的征程中已经战胜了一个又一个疾病，然后眺望着远方，发现未来仍然有许多的困惑和艰难。

我们何曾又停下脚步？幸福是奋斗出来的。

诺贝尔奖最初设立的五个奖项中的三个分别是：物理、化学、生理学或医学，如果说基础研究是科学发展的"源泉"，那么这个源泉就应该是指所有的自然科学，而生理学和医学领域中除了基础研究，还应该致力于"人类的受益"，即临床研究。

正如豪森发现 HPV 病毒引起宫颈癌，所秉承的"多注重临床、少关心小白鼠"理念，医学研究无论与何种学科交叉，无论以何种技术创新，所聚焦之科学问题当在医学。

如果说 1 个人患病治疗是健康问题，100 个人患病治疗是社会问题，10000 人甚至以上患病治疗可能成为安全问题，纵观历史，大型疫病的暴发常常引发公共卫生危机，进而还会影响到国家安全，罗马帝国著名的"安东尼瘟疫"便是一个例证。

3. 谁主沉浮

公元 2000 年，一部罗马史诗大荧幕巨制《角斗士》（*Gladiator*）席卷全球，罗马帝国的大将军马克西姆（**Maximus**）立下赫赫战功并享有威望，为罗马老皇帝所赏识和栽培，并期望未来把帝国交到他手中；然而，皇帝却被自己的儿子康茂德（**Commodus**）弑位，新即位的皇帝随后下令追杀马克西姆全家；大将军虽然免于一死，但还是被贬为奴，进而被训练成一名角斗士；为达复仇的目的，马克西姆斯借机接近康茂德，从而点燃了罗马帝国灭亡的导火线。

这一部以历史为背景的影片，通过战场内外的人类斗争的爱恨情仇，展现了古罗马帝国后期战争与和平、背叛与信仰、仇恨与爱情的波澜壮阔的史诗，角斗士面对帝国的兴衰荣辱和命运的跌宕起伏感慨：

"死神在向我们每个人微笑，我们所能做的只有回敬微笑。"

（Death smiles at us all. All a man can do is smiles back.）

心有所感之余，不禁会对老皇帝被弑而唏嘘感叹，让我们走出情感的浪奔，回归理性的真实：这位老皇帝全名是马可·奥勒留·安东尼·奥古斯都（Marcus Aurelius Antoninus Augustus），是历史上著名的"帝王哲学家"，也是备受推崇的《沉思录》（Τὰ εἰς ἑαυτόν）的作者，罗马帝国黄金时期的最后一位皇帝。

更让人意外的是，在这位文治武功的皇帝在任期间，人类史上著名的"安东尼瘟疫"正是以此命名，他不仅仅是一位杰出的政治领袖，更是一位非凡的军事统帅，在公元 161—180 年担任罗马帝国皇帝，在位期间，在近东战争士兵回到罗马帝国时，带回来了可怕的传染病。

瘟疫的流行时间在公元 164—180 年期间，几乎全程伴随着马可·奥勒留·安东尼的皇帝任期，传染病夺走了两位罗马帝王的生命，维鲁斯于 169 年染病而死，奥勒略到 180 年也被传染难逃厄运，这场自然灾难迅速席卷了整个帝国。

据史学家迪奥卡称，当时罗马一天就有 2000 人因染病而死，相当于被传染人数的 1/4。估计总死亡人数高达 500 万。在有些地方，瘟疫造成总人口的 1/3 死亡，大大削弱了罗马国力。

在罗马历史学家笔下，对帝国数次暴发的瘟疫也有着触目惊心的描述：

"有时，当人们正在互相看着对方进行交谈的时候，他们就开始摇晃，然后倒在街上或者家中。当一个人手里拿着工具，坐在那儿做他的手工艺品的时候，他也可能会倒向一边，灵魂出窍。"

"在海上的薄雾里，有船只因其船员遭到了上帝的愤怒袭击而变成了漂浮在浪涛之上的坟墓。"

"每一个王国、每一块领地、每一个地区及每一个强大的城市，其全部子民都无一遗漏地被瘟疫玩弄于股掌之间。"

罗马帝国，这个发端于意大利半岛的国家，通过无数次对外征服战争，经过了几百年的开疆拓土，终于建立起一个横跨欧、亚、非三大洲的庞大帝国。到 3 世纪以后，随着一系列危机的产生，罗马帝国无可挽救地开始走向了灭亡。从公元 2 世纪开始所发生的一系列大瘟疫，从另一个角度衔系着罗马帝国衰亡的命运。

在罗马帝国兴盛时期，无论是在政治、经济还是文化方面，都取得了巨大的成就。在当时，世界上只有东方中国的大汉王朝才能与罗马帝国相媲美；历史总是会在一个时间拐点似曾相识，然而到公元 2 世纪后期，这个曾辉煌一时的帝国突然衰落下来了，在另一个东方世界，汉王朝也走到了改朝换代的三国时期。

东汉末年，指从汉中平元年到建安二十五年（184—220 年），群雄并起、逐鹿中原。连连征战致使生灵涂炭，随之而来的，还有瘟疫给人民带来的灾难，公元 204—219 年，这场"伤寒"疫疾突如其来，无数生灵惨遭残害。

"往事越千年，魏武挥鞭，东临碣石有遗篇。"

魏武帝曹操正是那个动荡年代的枭雄，虽有挟天子以令诸侯，治八十万众会猎的豪情壮志，在目睹战乱和疫病之后，也留下了《蒿里行》的激烈悲怆："铠甲生虮虱，万姓以死亡。白骨露于野，千里无鸡鸣。生民百遗一，念之断人肠。"

根据古代较为权威的官方记载，瘟疫暴发前的汉桓帝永寿三年（公元 157年）时，全国人口为 5650 万，而在经历了大规模的瘟疫，仅仅 120 年后的晋武帝太康元年（公元 280）时，全国人口仅存 1600 多万，竟然锐减 3/4。

而在瘟疫最剧烈的中原地区，到三国末年，其人口仅及汉代的 1/10。虽然当时的战争和灾荒也是造成人口减少的重要原因，但瘟疫所带来的这种损失仍是触目惊心的。东汉末年著名医学家张仲景，被后人尊称为"医圣"，是这场大瘟疫的亲历者。

他在《伤寒论·张仲景原序》中写道："余宗族素多，向余二百。建安纪年以来，犹未十稔，其死亡者，三分有二，伤寒十居其七。感往昔之沦丧，伤横夭之莫救……为《伤寒杂病论》合十六卷，虽未能尽愈诸病，庶可以见病知源，若能寻余所集，思过半矣。"

建安年间，他行医游历各地，亲眼目睹了各种疫病流行对百姓造成的严重后果，也借此将自己多年对伤寒症的研究付诸实践，经过数十年含辛茹苦的努力，终于著成《伤寒杂病论》，伤寒是包括瘟疫在内的外感病总称，此书是我国第一部疾病治疗的医学巨著。

历经战乱，三国归晋，然而一场"永嘉之乱"（公元 311 年），开启了五胡乱华的局面，中国北方陷入分裂混战长达 130 年。西晋司马家族分封内乱的征伐纷争，东汉的大瘟疫动摇人口国力根基，终于，一个看似强大的中央王朝，屈居一隅逐渐走向了衰亡。

两个曾经雄极一时的帝国，两个辉煌影响千古的文明，如何不让人浮想联翩。

翻阅尘封岁月的案牍，品读风云激荡的年代，我们还会发现：

封狼居胥的冠军侯

元狩六年（公元前 117 年），酒泉郡埋藏了大汉帝国骠骑大将军的英雄梦，年轻的冠军侯霍去病，征伐西域将匈奴逐出玉门关外，汉武帝大悦赐美酒一坛，霍去病将酒倒入河中与众将士共饮，却因敌人将疫病牛羊尸体经过匈奴巫师诅咒后，对汉军进军路线的一些水源上游"投毒"，霍去病染病而亡，看不见的瘟神带走了一代名将。

不怀好意的投石机

公元 1346 年，鞑靼人围攻热那亚地区的卡法城，围城一年而久攻不下，就利用投石机将死于鼠疫的人的尸体投到城中，瘟疫和死亡迅速在城中散播，守城者不战而亡，占领者也劫数难逃最终弃城。东罗马帝国所有的港口都拒绝劫后余生的加法人登陆，意大利威尼斯让他们的船只在海上隔离 40 天后才准许上岸，可是让所有人都没想到的是，船上携带细菌的老鼠却会游泳，它们早已泅渡到岸上，可怕的黑死病因此开始在整个欧洲蔓延。从 1347—1353 年，席卷整个欧罗巴的被称之为"黑死病"的鼠疫大瘟疫，夺走了 2500 万人的性命，占当时欧洲总人口的 1/3，欧洲文明几乎覆灭。

我们追溯反思的人类历史真相是什么？

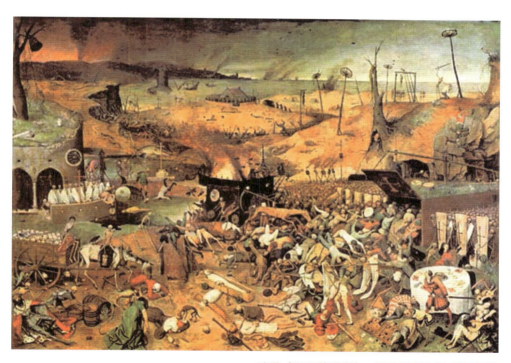

油画《死亡的胜利》：中世纪欧洲的"黑死病"

第二章 『一战』

第一次世界大战的硝烟浓雾滚滚，在凡尔登、索姆河等"绞肉机"式的战场上，人类的生命显得如此脆弱；然而，在后方没有硝烟的战争中，一场更为残酷和恐怖的与"死神"的战斗则更为悲壮。

1. "西班牙小姐"

1918 年是第一次世界大战的结束之年，也是全球帝国主义霸权重新洗牌之年，而对中国来讲，大多数人更深刻的历史记忆是，李大钊同志在《新青年》杂志上的战斗檄文："人道的警钟响了！自由的曙光现了！试看将来的环球，必是赤旗的世界！"

第一次世界大战，简称"一战"，全球殖民地和半殖民地基本上被列强瓜分完毕，世界列强为了争夺全球霸权而爆发的一场全面战争。参战的主要国家包括德意志帝国、奥匈帝国、奥斯曼帝国、保加利亚王国以及大英帝国、法兰西第三共和国、俄罗斯帝国、意大利王国和美利坚合众国等，波及 30 多个国家历时 4 年，大约有 6500 万人参战，1000 多万人丧生，2000 万人受伤，全球 15 亿人口卷入战争。

在第一次世界大战的枪炮战火中，诞生了号称陆战之王的坦克，飞机也被运用在战争的空域，甚至出现了"新概念"的毒气武器。天气预报成为重要的战争情报：毒气只能被风"发射"到对方的阵地，两方阵地无论是谁使用毒气，风向成为决定生死命运的"枪口"，不是西风压倒东风，就是东风压倒西风。

当毒气的黄雾在战场上飘荡之时，战壕中传来双方士兵的咳嗽和喷嚏，有经验的指挥官马上让大家戴上防毒面具，当战斗终于结束的时候，活着从前线回到军营的士兵，向同伴抱怨着今天的运气真差，被这倒霉烟熏得浑浑噩噩。

毒气战已经过去了几天，然而，军队里面的咳嗽并没有停止，反而更多的人也发生了相似的症状，甚至已经开始出现重症患者。军医们开始怀疑毒气后遗症的诊断，一个可怕的名字盘旋在彼此的脑海中，可是眼前的事实已经刻不容缓——"瘟疫"。

1918年3月4日，来自美国堪萨斯州哈斯克尔县的"重流感"患者被征召入伍，福斯顿军营在三周内竟有1100人因病重需要住院治疗。那年的春天，36个最大的军营中有24个经历了流感的浩劫，全美55个大城市中的30个——这些大多与军营基地临近的地区——遭受了可怕的死亡"黑色四月"。

德军指挥官鲁登道夫"每天早上不得不听取各参谋长报告流感感染人数，听他们抱怨部队的疲软——这可真是一桩令人难受的活儿"。西班牙是第一次世界大战期间的中立国，然而，躺枪的却是国王阿方索十三世。

西班牙在5月以前的流感情况不算严重，但因为中立国的身份，可以发布类似疾病以及其他被认为是不利于士气的新闻，而让这次大瘟疫的消息从伊比利亚半岛"走漏了风声"。更要命的是国王本人也患上了严重的流感，媒体开始大肆宣传报道，时至今日，这次疾病还以"西班牙流感"闻名于世，又被称为温柔的凶手："西班牙小姐"。

接着，西班牙隔壁的葡萄牙也出现流感，然后是希腊。6月份，德国境内出现流感，紧接着疫情迅速扩大。到了6、7月份，海峡对岸的英国也逐渐出现流感，更远的寒冷地区丹麦和挪威也未幸免，死亡的人数逐渐攀升。

在一份美军报告中记录了这次流感的症状："暴发性的肺炎，肺部充血，""在患病24～48小时内致命"，这与常见的肺炎症状非常的不同，而在肯塔基州路易斯维尔的流感死亡率更令人感到异常：死亡人口中，40%的人年龄在20～35岁，所有这些都指向"一种新型的疾病"征兆。

西班牙人在整个大流感期间，感染人数达到800万人，他们可不认同"西班牙流感"的说法，并将此次疫情称作"法兰西流感"。

5月，法国一个千人的小型兵站，共有近700人重症入院，最终49人死亡。其中，在前线头疼的指挥官不止鲁登道夫，6—8月间，200万驻法的英国士兵有120万人被流感"突袭"，殊不知德军知道这个消息后，会部署怎样的军事行动，或许只能在年底战争后的沙盘上议论了，而这，仅仅是大流感暴发前的第一波。

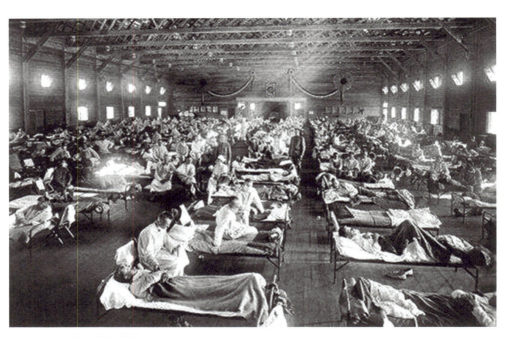

"1918大流感"治疗营房

"西班牙小姐"在1918年造成了4000万人丧生，在全球范围内估计超过1亿人死于这场浩劫，而近一半的死者是婚育年龄的年轻人，在当时被称为"双重死亡"，更可怕的是人们并不知道这一切的"幕后黑手"。

2. 费城往事

一波未平一波又起，而这时的人们还没有意识到，死亡的阴影已经笼罩在了费城的上空，盘旋在世界大战的阴云中。

9月7日，来自波士顿的300个水手抵达费城海军码头，费城，曾经是美国工业化进程的发源地，此时的人口已经高达175万,四个大家庭甚至拥挤在一套二室或三室的公寓里面，连睡觉都要像换班一样轮流共用床铺，孩子们更是横横竖竖地"码"在一起。

仅仅四天后，费城码头就有19名水手报告流感症状，尽管采取了补救隔离措施，流感还是悄悄地溜进了海湾，又过了一天，87名海军士兵病倒住院，三天后，又增加了600名流感重症患者，随后以分钟计算人数激增。

第一次世界大战也到了决战的时刻，美国已经全面启动了战争机器，200万美军开赴法国，并且还要再增兵200万，战争要扩大、兵力要动员、热情要点燃，9月28日，几十万人簇拥在费城的战争大动员活动中，游行的队伍长达3千米，这座城市从来不乏如此的热闹，也为"西班牙小姐"的莅临创造了极佳的"盛筵"。

游行过后两天，政府发表了一份声明，平民中出现的流感和军营中的情况一样，如同一则预言。军营中的战争训练全部停止，死亡已经提前带走了这些入伍的新兵，他们还没有来得及被送到欧洲战场，甚至不知道自己的敌人到底是谁。

到了第三天，费城 31 家医院的床位爆满，第五天，所有的公共场所关闭，任何与人群集会相关的活动一律禁止，"流感已经达到最高峰"，人们在第二天醒来听到的，总是一个高峰接着另一个高峰的消息。

"春天花园大街上，几乎每隔一所房子就会有一扇门罩着绸布，便是他们家有人死了。"

"我的叔叔死了……我的婶母先于他去世，他们的儿子才 13 岁……许多刚结婚的年轻人最先离世。"

"殡仪馆外堆满了棺材……人们开始偷棺材……这其实和盗墓没什么两样。"

街头巷尾关于黑死病又回来了的谣言，像雾霭一样在人群中散播，整个大西洋区、墨西哥湾区、太平洋区和五大湖区等无一幸免，费城的医院里面，第二天上班的工作人员发现，20% 以上的患者已经在前一晚死去，在病床上躺着新住院的患者，他们似乎还不能理解其他人无助的眼神。

令人恐惧的不仅仅是疾病，而是家庭的"断层"，死神这次盯上了最健壮的年轻人。

在美国以 5 年为年龄段划分的数据统计中，死亡人数最多的是 25～29 岁的那一组，其次是 30～34 岁的一组，第三则是 20～24 岁的一组，这是极其罕见和异常的疾病现象。在芝加哥 20～40 岁的死亡人数是 41～60 岁的五倍；而在南非城市中，20～40 岁死亡人口的比率竟高达 60%，而一位瑞士医生称，没有见到过 50 岁以上的重症患者。法国在这次大流感将死者称为"英年早逝的双重死亡"。

10 月 16 日的那一周，高峰再次袭来：4600 人直接死于流感或肺炎。"即使发生过战争，它不过是与我们擦肩而过……这恶性的疾病却正站在门外。"这是来自费城的回忆，"不敢和别人谈话，就像在说，别把气呼到我脸上。"另外来自马萨诸塞州的记忆上写着："让我把钱放在桌上，喷了遍消毒水才拿起来。"

墨西哥恰帕斯州，总人口的 10% 死于流感；

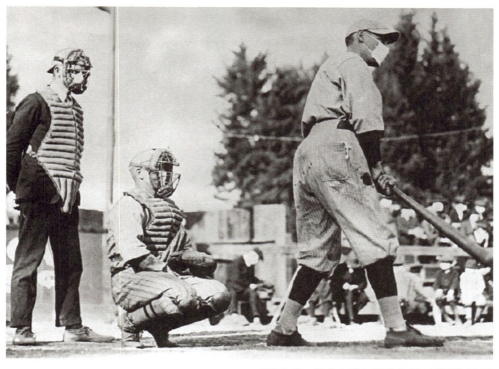

1918年，棒球比赛运动员戴着口罩参加比赛

俄罗斯和伊朗，流感导致死亡率达到 7%；

南太平洋萨摩亚群岛，占总人口 22% 的人都死去了；

德国法兰克福，因流感住院的病人死亡率高达 27.3%；

中国重庆全城约有一半人患流感，日本则有超过 1/3 人患流感；

整个印度次大陆患流感人数统计超过 2000 万人，并且很可能超过这一数字；

北极拉布拉多，至少 1/3 的人口离开了冰雪人间；

全人类的健康危机，整个世界都在哭泣，地球上几乎有人的地方，就有流感行凶的罪证。

1927 年，美国医学会调查的全球大流感死亡人数约为 2100 万。在 20 世纪 40 年代，科学家估计死亡人数在 5000 万到 1 亿，2002 年，数据分析显示死亡人数在 5000 万的数量级。这些数字的背后，在 21 ~ 30 岁年龄段的人死亡率最高。

大约在冬季。

正当人们几近绝望之际，1918 年流感的冬季攻势展开了。12 月份，可怕的瘟疫似有卷土重来的企图，地区暴发疫情的坏消息，还在不断刺激着人们脆弱的神经：圣路易斯三天病例达 1700 人、查尔斯顿再次暴发流感、凤凰城的流感加剧、旧金山遭遇侵袭重创……

凭借着太平洋环海地理位置屏障，加之严格的港口交通隔离措施，澳大利亚得以在过去一年的大流感中，严密防范病毒登陆进入内地，随着战争的结束，欧洲战场的士兵返回澳洲时，流感凶悍的手段着实让人们惊恐万分。

1919 年，流感的全面进攻开始逐渐演化为重点进攻，世界各地仍零散地遭受袭击，直到第二年的前两个月，美国芝加哥又再次发生了 1.1 万例流感死亡，随后，流感竟渐渐悄无声息地撤退了，1920 年之后，流感渐渐走远了。

"一战"结束了，战胜国与战败国签订了《凡尔赛和约》（Treaty of Versailles），协约国联军总司令福煦这样说："这不是和平，不过是 20 年的休战。"人类在第一次世界大战中的死亡人数，远远少于大流感的死亡人数，敌人在哪里？

直到 人们从死亡阴影走出来多年后，流感病毒才被发现并认定为罪魁祸首，这种介于生命与非生命之间的"物质"，从第一次在烟草花叶中被"过滤"发现，到电子显微镜下纳米级的"颗粒"照片，真相终于被揭开。

3. 马赛克

从疾病暴发的第一天起，所有的科学家就开始在实验室中狂热地工作，没有一个人停下来。尽管都怀揣着希望，当每个人都拼命努力去探索未知世界的时候，却越发感觉到对这个未知世界认识的不足，"医生们对这场流感的了解，并不比 14 世纪佛罗伦萨医生对黑死病的了解更多"。

整个 20 世纪 20 年代，医学界都在关心这个问题，起初人们认为可能是某种特殊的流感杆菌，正如耶尔森在 1894 年发现引起鼠疫（黑死病）的鼠疫耶尔森菌。弗莱明在 1928 年研究金黄色葡萄球菌时发现了青霉素，可以杀死多种致病性细菌，然而，却对流感杆菌无能为力。

人们还认为流感的病原体是细菌，在当时已经被发现的微生物中，"值得被作为首要病原微生物认真考虑，它的唯一竞争者是一种未被鉴定的滤过性病毒"。1931 年，美国科学家理查德·肖普（Richard Shope）在《实验医学杂志》上，发表了关于猪流感的研究成果，他首先分离出了猪身上的甲型流感病毒，他的同事们使用他的方法，又在人身上找到了同样的病毒，他提出"引发人类流感和猪流感的病毒实际上是同一种病毒"。直到 1933 年，英国科学家才分离出第一个人类流感病毒，并命名为 H1N1，从此人们才知道流行性感冒是由流感病毒所造成。1943 年，流感病毒终于在电子显微镜下被聚焦。

这样算起来，经历了 20 多年的时间，人类才找到流感的真凶：这就是历史的真相，没有休战期。

继巴斯德、科赫等相继创立了微生物学和细菌致病学说之后，人类已经打开进入微观世界的科学之门，人类兴致勃勃地去搜寻隐藏在角落里的细菌，认为扼住"外因致病"的喉咙只是时间的问题，却似乎并未准备给微生物预留拓展的空间，竟没有想到比细菌更小的生命——病毒。

当哥伦布发现新大陆时，将一个新的物种带回了欧洲，如今已经发展成为全球性产业，这个新物种就是烟草，并迅速受到广大烟民的喜爱，世界各地开始广泛种植，久而久之，问题出现了：烟草花叶病。

1883 年，德国科学家梅耶发现，通过提取染病叶片的汁液涂抹到健康叶片上，将导致健康的烟草花叶病感染，却没有能够在汁液中寻找到致病微生物，所以，认为其是一种极小的在显微镜下不可见的细菌。

1892 年，俄罗斯科学家迪米特里·伊奥尔斯沃维奇·伊凡诺夫斯基（Dmitri Iosifovich Ivanovsky）进一步研究发现，用细菌过滤器处理过的有病烟叶滤汁，涂在健康的烟叶上仍能使烟草生病，他甚至怀疑过滤器的可靠性，他仍认为存在一种更小的能通过细菌过滤器的微生物。

直到 1898 年，荷兰科学家马丁努斯·贝叶林克（Martinus Beijerinck）确认了感染烟叶的过滤实验，证实过滤液中的染病源可以在烟叶中复制，提出烟草花叶病的病原体比细菌还要细小，只能在烟草花叶细胞中存活，认为这是一种具有感染性的活的流质（Contagium Vivum Fluidum），并将其命名为"Virus"，即病毒。

病毒学由此创立。

1935 年，美国科学家温德尔·梅雷迪思·斯坦利（Wendell Meredith Stanley）首先从烟草花叶病叶片中分离到病毒针状结晶，而且还证实了这种结晶颗粒具有感染性，认为由蛋白质组成的病毒颗粒，就是烟草花叶病毒。

1936 年，英国科学家弗雷德里克·查尔斯·鲍登（Frederick Charles Bawden）和诺曼·温盖特·皮里（Norman Wingate Pirie）等在纯化的烟草花叶病毒中发现了含磷和糖类的组分，它们以核糖核酸的形式存在，这种核酸可以从病毒粒

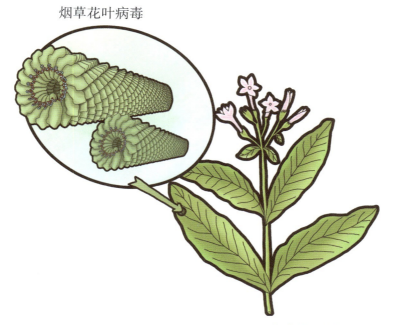
烟草花叶病毒

烟草花叶病毒粒子模型

子中释放分离出来，证实了病毒是由蛋白质和核酸构成。

1939 年，德国科学家古斯塔夫·阿道夫·柯施（Gustav Adolf Kansche）在电镜下直接观察到了烟草花叶病毒，病毒的形态是一种直径为 1.5 纳米、长 300 纳米的杆状颗粒。进一步研究发现，烟草花叶病毒颗粒的内部是核酸，外部结构是蛋白质包裹着的病毒颗粒。

但是人类的认知总是受到限制，人们谈论"科学"都是非常近代的事情。直到 2005 年，科学家利用现代技术——反向遗传学技术，神秘面纱才被拂去，见到了 1918 年暴发的流感病毒的真面目。

自从人类认识到病毒的存在，经历了 20 年，大流感来袭时仍对病原未知，13 年后，人们开始意识到流感病毒引起疾病，五年后，认识了病毒的生命要素，七年后，确认流感病毒影像证据。科技发展是自然探索的客观规律，社会发展是科技进步的主观因素，流感病毒终于被发现，而大流感只是悄悄远去。

人类发现的第一个病毒——烟草花叶病毒（Tobacco Mosaic Virus，TMV）的名号为："马赛克"（Mosaic），或许正是对这种神秘生物的第一印象。

人类在病毒的面前只能坐以待毙吗？

第二章
「一战」

035

第三章

奶牛

英伦 岛上的奶牛场中，勤劳的挤奶女工们，在清晨的薄雾中开始工作，尽管她们的胳膊和手上常常出现小疤痕，这是与奶牛接触感染的牛痘，然而，这丝毫没有影响到大家的美丽心情，因为，离这里不远处的村庄正在经历着"天火"的考验；古老东方的大地上，中华医学开始实践了人痘接种术。

1. 以毒攻毒

人类还不认识病毒时，病毒却早已认识人类。

在中国，1980年之前出生的人们，臂膀上大都会发现一个指甲盖大小的痕迹，这就是人类对天花曾经来过的现实佐证之一，因为那个疤痕正是接种预防天花疫苗的印记。

古时，天花患者的脸部、手臂和腿部会出现典型的天花红疹，希腊人将其称为"火的女儿"，中国人将其命名为"天花"，中国的康熙皇帝幼年时曾患天花后痊愈，想必当年清廷的画师们也着实费了不少周章。

天花（Smallpox）是由天花病毒（Variola Virus）引起的烈性传染病，通过呼吸道吸入是其主要的传播途径，而长期面对面地近距离接触是人际间传播的主因。患者咳嗽、喷嚏的飞沫形成气溶胶并经空气传播是主要的传播方式；另外，病毒还会通过污染的尘埃、被污染衣物、食品、用具等以及破裂后的皮疹渗出液进行传播。

天花病毒通过吸附于易感者的上呼吸道入侵体内，病毒进入呼吸道后首先袭击呼吸系统表面的黏膜，再到达扁桃体等淋巴组织，大量繁殖后进入血液，形成

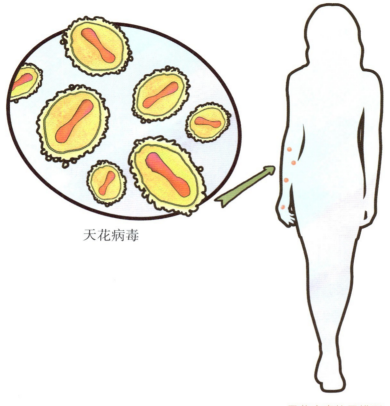

天花病毒

天花病毒粒子模型

首次短暂的病毒血症，感染细胞繁殖后再次进入血液，造成第二次病毒血症。

通过血液循环，病毒能更广泛地扩散至全身皮肤、黏膜及内脏器官组织。经过 2～3 天的前期症状后，天花痘疹会出现。由于该病毒不耐热，患者发热后，病毒血症仅持续一段很短的时间。通常感染天花的患者约有 1/4 会死亡，烈性天花和出血型天花往往致命。天花导致死亡原因一般是不可控制的毒血症或大出血。

天花这种古老的传染病，早在一两万年前的某个时期就已经在地球上出现，世界历史上最早出现的几次大瘟疫，几乎都与天花流行密切相关，"雅典瘟疫""安东尼瘟疫""美洲瘟疫"，尤其是近现代史上，美洲大陆的那次综合了战争、殖民和疾病的错综复杂的纷争，都指向人类历史上最可怕的疾病之一：天花。

中国史料中记载，天花于汉光武帝建武年间，即公元 25～55 年，于南阳击虏所得，故称为"虏疮"，是由境外传入中国的，并在唐宋时变得越来越多，而进入元明后则更为猖獗。与天花顽强斗争时，古人发现患上天花而又幸存的人能够终生平安无事，寿命或可达百岁，因此又将天花称为"百岁疮"。这意味着，患过天花的人能够获得抵抗该病的终生免疫力。

以此为基础，一些医学家按照"以毒攻毒"的思想，发明了人痘接种术。在防治天花这种致命疾病方面，中国古代中医踏出了第一步。唐代孙思邈《千金要方》中介绍了攻毒的原理，有可能已出现了人痘接种术，但此时的种痘术只是在民间流传。

据清代医学家朱纯嘏在《痘疹定论》一书中记载，北宋名相王旦连续生了几双儿女，却皆夭折于天花。老年时期的王旦又得一子，取名王素，为使其避免遭受天花侵袭，他广寻神医，四处搜集方药。峨眉山有个四川人告诉王旦，在峨眉山有一个神医会种痘，王旦遂将其请到开封府。神医第二天就为王素种痘，种痘后第7天，王素全身发热，12天后痘已结痂。后来王素果然没有感染天花，活到67岁。

归纳而言，由中国医学家所发明的种痘法可分为四种：让接种的人穿上得过天花的儿童的衬衣促使其感染，称为痘衣法；用棉球蘸染痘疮浆液并将其塞进被接种儿童的鼻孔里，称为痘浆法；将痘痂阴干研磨至细末通过银管将其吹入被接种儿童的鼻孔里，称为旱苗法；将痘痂研磨至细末再与水混合并调匀后用棉球蘸染并将其塞入儿童的鼻孔里，称为水苗法。

只可惜我们祖先对于这种"以毒攻毒"的"种痘"方式，一直徘徊在实践应用中，未能提出相应的假说理论，失去了建立现代免疫学的机会。现代科学的方法，应该是在实践中看到结果，根据结果观察提出假说，然后再在实践中验证假说，再验证、再实践，直至形成完整的科学理论。

实际上，采用原始的痘浆法进行接种，就是用人工方法使接种者被天花感染而产生抵抗力。由于其使用的是"时苗"，也即是天花本体，因而具有极大的危险性，直接采集于人体的天花病毒会导致部分接种者遭受感染并死亡。

正应了那句谚语："不入虎穴，焉得虎子。"

世上安得两全法："他山之石，可以攻玉"。

医生发现感染牛痘的挤奶女工，几乎从未感染天花，接种牛痘后使人体产生了可以预防天花的抵抗力，他在自己的医学实践中思考和探索，期望发现一种安全的预防天花疾病的方法，并最终获得了成功。

2. 牛痘大战人痘

天花于 18 世纪在欧洲大肆扩散，导致该地区超过 1.5 亿人死亡。当时人们对天花十分畏惧，谈"痘"色变，英国史学家托马斯·巴宾顿·麦考莱（Thomas Babington Macaulay）更将其称为"死神的帮凶"。

在 1798 年的秋天，一位英国的医生爱德华·琴纳（Edward Jenner）发表了有关通过接种牛痘以预防天花的文章《牛痘来源及其效果研究》。他用 23 个实例证明了牛痘的奇特之处，人感染牛痘后即使将天花脓液注射入皮肤也不会再得天花，并系统阐释了通过接种牛痘预防天花的效果，描述了牛痘的形态特征，介绍了牛痘取浆、接种方法及接痘反应等。

接种牛痘预防天花？这可真是人类历史上的头一遭。

当时，在全国各地暴发的天花疫情使医生们感到焦头烂额，患者饱受病痛折磨煎熬，人们对这种传染病束手无策。

一次偶然事件发生了。

邻居潘金斯先生遭遇天花感染奄奄一息，他太太从未得过天花，所以就请了一位挤奶女工帮忙。这位女孩子信心满满地说："请先生尽管放心，以前我还曾照顾过好几个天花的患者！"

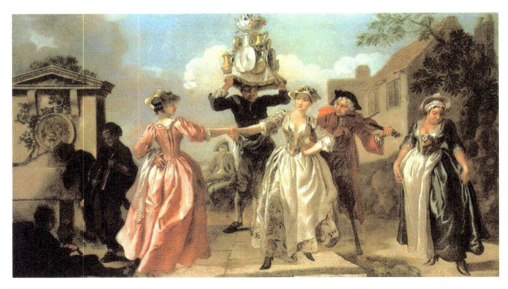

《挤奶女工的劳动节》油画

　　结果让人非常欣慰，尽管潘金斯先生脸上全是天花留下的疤痕，但他最终战胜了死亡，而那位护理他的挤奶姑娘也身体健康。

　　琴纳医生似乎找到了防治天花的头绪，他仔细地询问了这位挤奶女工，还向她的同伴们了解牛痘感染的情况，以及这里天花感染的情况，渐渐地，他发现了预防天花的线索，并大胆地设想，牛痘引发人体疾病时，使我们的身体获得了抵抗天花的能力，因此，只要用牛痘接种作为疫苗，人类就能够预防天花。

　　多么奇妙的思想火花，但只有事实的验证才能检验理论的正确。受益于医学背景的严谨学风，琴纳先由动物身上开始实验，患了牛痘的动物仍然存活，而且人感染牛痘也不会死亡。在动物实验之后，琴纳尝试对五名曾患过牛痘的人进行天花脓液接种，这些人也均未感染上天花。

　　然后，他进行了更具说服力的对照试验：其中一组为 20 名遭遇过牛痘自然感染的人，而另一组为从未患过天花也无牛痘感染史的人，琴纳对这两组人员都进行了人痘接种。最后，第一组的人并未发生异常反应，而另外一组出现了高热、出痘等严重症状，甚至其中有些人还得了天花。

　　尽管如此，这一结果仍然遭到当时医学界的普遍质疑，因为在那个时代，这个医学理论并不能在当时的科技条件下予以证明；还遭受到来自宗教界的抨击讽刺，"人接种牛痘后身体会出现牛的特征，头上会长出犄角，声音也将变得如同牛一样。"

真理之路总是充满了荆棘和暗礁，哪怕仅仅是前进中的一小步，或许就能发现照亮人类未来的火种。

家人给予了琴纳无比的信任和支持，他在自己的儿子身上进行种痘，并且锲而不舍地用事实来回应质疑，他做了一次公开实验：

琴纳找到一个正在患牛痘病的挤奶女工，从她手臂取出了一点牛痘脓液，轻轻地划开一个从未出过牛痘或天花的小男孩皮肤，把牛痘接种在他的手臂上，过了几天，小男孩的胳膊划痕处出现了一系列牛痘接种后的反应，两周过后，仍平安无事。为了验证牛痘的接种效果，六周之后，琴纳再次对小男孩进行了人痘接种，并未产生任何天花的症状。

为了保障人体安全，琴纳用了两年之久，等待一个自然感染牛痘的人，并再次验证了这个事实，直到这时，他才将研究报告对外发表，正式宣布天花是可被人类征服的。

自第一篇论文发表后，琴纳又不断撰写文章证明牛痘接种确实可用以预防天花，并于1799年发表了第二篇论文《牛痘的进一步观察》，在1800年发表了第三篇论文《与牛痘相关的事实和观察的继续》。琴纳的著作很快被译成德、法、荷、意和拉丁等语言在世界各国发表，由于琴纳牛痘接种法的推广，据记载，伦敦天花死亡人数下降了92%，各国天花发病和死亡人数大大降低。

1802年和1807年，英国两次为琴纳颁奖，并在伦敦创立了"皇家琴纳学会"。

1804—1814年，俄国有200万人进行了牛痘接种。

1807年，德国巴伐利亚推行义务种痘制，并将琴纳的生日定为休假日。

1808—1811年，法国共有170万人接受种牛痘。

1865—1885年，意大利进行牛痘接种的人口比例高达98.5%。

"种牛痘可用以预防天花"，琴纳所发明的牛痘接种法简单便利、安全高效，十年间便迅速遍及欧洲和美洲地区。英国颁布法令规定，须确保所有辖区的居民都接受牛痘接种，如果父母拒绝给他们的孩子进行牛痘接种，将会受到罚款或监禁的处罚。美国总统杰斐逊坚定地将牛痘疫苗分发至其家乡弗吉尼亚州和美国所有其他地方。拿破仑亲自发布命令规定，法国全部未遭天花感染的士兵必须接受牛痘接种。

自此，牛痘接种传播到世界各地，中国人通过《英吉利国新出种痘奇书》《引痘略》等了解到牛痘接种预防天花，据说，"这种新的牛痘接种法在中国人中间极受宠爱……认识到新方法的好处以后，就毫不犹豫地接受"。

1959年，在世界卫生组织大会上，消灭天花的全球运动正式开展。1967年，天花根除工作正式启动，在西非和中非的19个国家中，总计有7000万人接受了牛痘接种。1968年，全球只有31个国家仍存天花疫情。1975年，天花在亚洲绝迹。1980年，世界卫生组织宣布，天花在地球上已被最后根除。

天花成为被人类征服的第一个瘟疫，消灭的第一个病毒。

"我们看着自己的臂膊，大抵总有几个疤，这就是种过牛痘的痕迹，是使我们脱离了天花危症的。自从有这种牛痘法以来，在世界上真不知救活了多少孩子。"——《拿破仑与隋那》[1935年，鲁迅，"琴纳（Jenner）"音译"隋那"]

"**牛**痘接种预防天花"这一成果被认为是免疫学的基石，通过牛痘这一病毒的弱毒株，诱导人体免疫系统产生防御力，科学家在此基础上提出了"细胞免疫"和"体液免疫"的理论框架，为人们进一步设计和发现新的疫苗药物照亮了前进的道路。

3. 启示录

征服天花只是琴纳的功绩之一，琴纳更大的功绩在于发现了预防疾病的方法，即通过利用人体自身可产生免疫的机能从而实现对疾病的预防，并为这一领域的发展奠定了基础，他为人类指明了战胜其他疾病的道路，点亮了科学家坚持不懈地开展传染病防治科技之光。

琴纳被后世尊称为"伟大的科学发明家与生命拯救者""免疫学之父"，成功开辟了一个新领域——免疫学。

免疫学源自医学对疾病原因的早期研究，作为一个研究免疫系统结构与功能的学科，人们开始认识到自身所拥有的免疫能力，直到 18 世纪后，通过一代代科学家不断的探索，终于渐渐揭示了免疫系统的奥秘。

到 19 世纪末，随着微生物学的不断发展，巴斯德通过减毒株制备了炭疽病疫苗、狂犬病疫苗等，当这些先驱者研制出疫苗时，事实已经证明了免疫的功效。可是，人们对疫苗是如何发挥作用的，以及防御病原入侵的免疫系统是什么，心里仍然充满了悬念和未知。

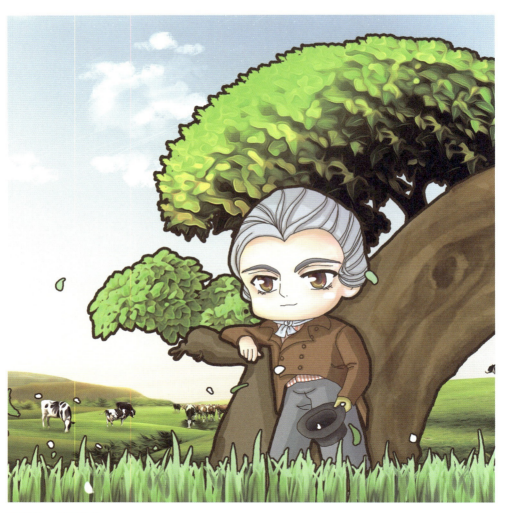

爱德华·琴纳医生

"细胞免疫"和"体液免疫"

19世纪末，俄国动物学家埃黎耶·埃黎赫·梅契尼可夫（Ilya Ilyich Mechnikov）和德国免疫学家保罗·埃尔利希（Paul Ehrlich）在抗体免疫机制的认识方面做出了巨大贡献，分别创立了"细胞免疫"（Cellular Immunity）和"体液免疫"（Humoral Immunity）的基础，为解答免疫系统的复杂问题提供了经典的理论框架，免疫学从此成为一门独立的学科。

在1883年的某天，梅契尼可夫在意大利解剖观察一种蛭类动物时发现，食物能被这种动物的肠内细胞直接吞噬掉。随后，他又在一些腔肠动物，包括水螅、管水母和水螅水母的胚胎中发现了内部无腔的消化器，并得出结论：在动物演化的过程中，原始消化器官缺乏明显的腔肠，食物能被细胞直接吞噬吸收营养。

在动物消化器官之外，他还找到了可游走的并具有吞噬功能的细胞，通过显微镜观察发现，这种具有吞噬功能的细胞会"吃掉"那些发生衰老变态的细胞蝌蚪状尾部，1883年，梅契尼可夫将这种细胞称为"巨噬细胞"（Macrophage）。

紧接着，他在海星和水蚤的观察实验中证实，巨噬细胞与淋巴细胞等及其他组织一起构成的防御系统能够除掉外来入侵物，巨噬细胞不但会"吃掉"人体自身的衰老细胞，还会"吃掉"外来入侵的病原微生物，如细菌等，以实现保护机体健康的作用。在此之后，经过进一步研究，梅契尼可夫建立了系统的细胞免疫理论。

1889年，德国免疫学家埃尔利希参与了破伤风和白喉抗毒血清的研制，在此期间，他提出了各种不同组织和细胞之间存在某种基本的差异，并能引起对外来的一些物质如染料或细菌毒素等产生不同的反应。

1897年，埃尔利希提出了著名的"侧链学说"，进入人体的细菌、病毒、蛋白质毒素、异种动物血清等被称为抗原，抗原具有结合基或特殊的"侧链"，被称为"结合簇"。作为人体在抗原刺激下所产生的具有特异性防御功能的物

047

质，抗体同样具有"侧链"或"结合簇"，正是由于自身化学性质的差异，特定抗体的"结合簇"只能与特定抗原物质的"结合簇"相匹配，就像一把锁配一把钥匙。

通过抗体与抗原的"结合簇"作用，人体能够将抗原清除或使其丧失致病功能，特定抗原诱导产生的抗体一部分直接与抗原结合，另一部分留在体内血液及体液循环遍布全身，保护人体内不被入侵的特定抗原物质所侵害。埃尔利希首次运用抗体理论和化学反应解释了免疫过程，建立了系统的体液免疫理论。

三道防线

梅契尼可夫和埃尔利希帮助人们初步认识了免疫系统，而且科学地解释了疫苗会产生免疫作用的原因，人体依靠免疫功能识别"自己"和"非己"，并维持体内生理状态的平衡，在机体对外防御的战斗中，建立"三道防线"以保护人体的健康。

第一道防线是由身体的皮肤和黏膜组成，如同城堡高大的城墙，阻挡、屏蔽城外的病原体侵入城内，这些组织还能产生胃酸和酶等杀菌物质，加之如呼吸道黏膜等上面兼有纤毛保护，可以帮助人体在与环境接触中清除异物和病原。

第二道防线是人体的吞噬细胞、杀伤细胞等天然免疫系统，如同城堡中的常备防御军，当病原体突破皮肤或黏膜的第一道防线后，吞噬细胞从毛细血管冲出，聚集到病原体所在的体内组织部位将其吞噬，自然杀伤细胞会释放穿孔素、产生细胞因子等，破坏病原体活性功能或使其细胞裂解，在通常情况下，可以抵御一般病原体的入侵，消灭大多数不怀好意的挑衅。

第三道防线是淋巴细胞组成的特异性免疫系统，包括了T淋巴细胞、B淋巴细胞等，类似于禁卫军的特种部队，当第一道和第二道防线被突破以后，引起了人体免疫系统高度的警觉，于是派遣免疫细胞认真研究敌人，并针对性地开展训练和武装，一方面产生具有特殊武功的杀伤T淋巴细胞，另一方面由

B 淋巴细胞生产专门的抗体武器，就是所谓的特异性细胞免疫和体液免疫，"双管齐下"在体内与敌人展开殊死搏斗。

免疫系统胜，则身体康健；细菌病毒胜，则病从中来。

天然免疫是非特异性的，就是广谱而能抵抗多种病原微生物的侵害，通常对导致传染病病原的抵抗力较弱；获得性免疫是特异性的，可在受到微生物等抗原物质刺激之后形成较强保护力，只针对某种特定的病原。

疫苗也是一种类似于某种细菌或病毒的抗原物质，接种后能够促使人体产生特定的抗体，具备对特定的细菌或病毒的抵抗力，由于其没有毒性或毒性较弱而不会引发传染病，是人工刺激免疫系统使身体产生的特殊的主动免疫能力。

琴纳从自然界发现了牛痘病毒，因其对人致病力较弱且能使机体产生对抗天花病毒的免疫力，被称为弱毒疫苗；巴斯德研制的狂犬疫苗等是通过人工多次传代和干燥等方法，将狂犬病毒的致病性减弱来获取机体对抗狂犬病毒的免疫力，被称为减毒疫苗。

尽管在琴纳和巴斯德的时代，他们并不清楚疫苗预防疾病的科学理论，但他们通过细致的观察和耐心的实验，为人类健康事业做出了巨大贡献。

免疫学开始迈入发展期，病毒学在一百年后诞生，科学开辟了新的起点。

观察和实验仍然是我们解决问题的唯一选择吗？

第四章 分子

随着 科技不断地更新和突破，新的生命科学和医学理论被发现和认知，特别是 DNA 双螺旋结构的破解，人类得以探视到细胞内部的奥秘，拓展到遗传物质和蛋白质的活动疆域，成就了基因工程的分子革命。

1. 生命涟漪

生命科学这部灏瀚的洪荒巨著，蕴藏着无穷的宝藏和奥妙，哪怕是一条涓涓细流的小溪，如果不放入容纳百川的蓝色海洋中，我们所能窥视到的也仅仅只是小小的浪花。我们无法向大家描绘那片海的波澜壮阔，就在滔滔大江的澎湃奔流过后，一起去领略在平静湖面中荡漾着的微观分子世界。

可是，世界那么大，分子那么小，如何去探寻?

没错，跟着感觉走，从自己下手，人类，就是要对自己认识得狠一点。

人是多细胞生物，细胞中寄宿着病毒;人体细胞和人类病毒由蛋白质和核酸构成;蛋白质是生命功能载体，核酸是生命遗传物质。

如此，运用生命五重要素之"还原基本法"去一探究竟吧。

第一重：人

人体由呼吸系统、消化系统、运动系统、免疫系统、血液系统等系统组成，共同执行机体正常的生理功能，如呼吸系统主要通过气体的交换，消耗氧气产生二氧化碳，消化系统主要通过摄取食品中的营养物质，来获得营养和补

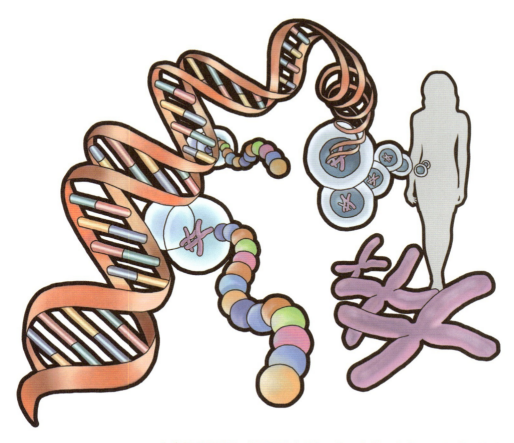

生命五重要素之"还原基本法"：人、细胞、病毒、蛋白质、核酸

充能量，运动系统主要支撑和保护身体，维持活动的功能。

系统（System）是由一种或几种生理功能的多个器官按一定次序组合在一起形成，器官（Organ）是由不同的组织一起构成执行特定的功能，组织（Tissue）是由形态功能相同的细胞集合形成，而细胞（Cell）是生命组成的基本单位和功能单元。

血液（Blood）系统主要由骨髓、胸腺、淋巴结、脾脏等组织器官组成，以及遍布全身的血液细胞，主要是红细胞（Red Blood Cell）和白细胞（White Blood Cell），还有血小板（Platelet），作为人体结构和功能单位，人的细胞数目共有40万亿～60万亿。

红细胞主要功能是氧气与二氧化碳的运载，成熟的红细胞内充满了含铁元素的血红蛋白，因此呈现出红色。白细胞是无色的细胞，在血液中由形态差异可分为颗粒和无颗粒两大类，主要功能是防御细菌病毒以及人体免疫。血小板是从骨髓成熟的巨核细胞脱落的细胞碎片物质，主要在体内发挥止血和组织修复等功能。

白细胞又分为中性粒细胞（Neutrophil）、嗜碱性粒细胞（Basophil）、嗜酸性粒细胞（Eosinophil）、单核细胞（Monocyte）和淋巴细胞（Lymphocyte）等。

中性粒细胞和单核细胞在人体内起着重要的防御作用，能够吞噬细菌和外来入侵的病原物质，中性粒细胞还可以产生吞噬素、溶菌酶等消灭病原，单核细胞活化后"变身"成为巨噬细胞，吞噬功能更为强大。

嗜碱性粒细胞内含有嗜碱性颗粒，可快速释放具有抗凝血作用的肝素，以及参与过敏反应的组胺；嗜酸性粒细胞能释放组胺酶灭活组胺，从而减弱过敏反应，此外，还能借助抗体与某些寄生虫表面结合，释放颗粒内物质杀灭寄生虫。

淋巴细胞又可以被分为自然杀伤细胞（NK Cell）、T淋巴细胞和B淋巴细胞等。NK细胞可以非特异性地发挥细胞杀伤效应，具有杀伤靶细胞的作用；T细胞可以特异性直接杀伤靶细胞，或辅助B细胞产生抗体；B细胞在抗原刺激下可分化为浆细胞，合成和分泌产生特异性抗体。

抗体又是什么？这个问题到"基本还原法"第四重再回答。

第二重：细胞

1665年，英国物理学家罗伯特·胡克（Robert Hooke）在一小块干净软木切下光滑薄片，当他把薄片放到显微镜下观察时，可看到像蜂窝一样充满孔洞的植物细胞壁，并把当时所看到的这些小孔称作细胞（Cell）。

细胞是生物体基本的结构和功能单位，是生命个体进行生长、发育的基本实体单元——就像沙子是沙滩的基本单元，砖块是大厦的基本单元一样。细胞体型微小，大多数细胞直径都只有10～30微米，在光学显微镜下就可看到。

单细胞生物可独自进行所有的生命活动；而在多细胞生物中，虽然其功能受到整体协调与控制，每个细胞却都有相对独立的生命活动。通常来说，细菌等绝大部分微生物以及草履虫、变形虫等原生动物由一个细胞组成，即单细胞生物；而水杉、梧桐等植物和狮子、人类等动物是多细胞生物。

一个多细胞生物即便完成了发育，仍需要生成新的细胞以替代那些陆续衰老和死亡的细胞，保持机体的新陈代谢，或用以修复生物组织损伤。人体平均每分钟就有 1 亿个细胞死亡，构成人体的细胞可被区分为 200 ～ 300 个不同种类，不同的种类拥有不同的大小与形状。

深入微观世界，作为结构和机能整体，细胞是更小的生物分子的集合体，有机大分子如核酸、蛋白质、多糖、脂类等以一定的数量和精密的方式，组成具有一定形态与功能的亚细胞结构（细胞器），如线粒体、核糖体等，各种细胞器再构成一个完整的细胞。

在细胞周期中，细胞器大量复杂的生化代谢活动时刻进行着，细胞核（Nucleus）是存在于真核细胞中的封闭式膜状细胞器，含有细胞中大多数的 DNA 和 RNA 遗传物质；线粒体（Mitochondrion）普遍存在于植物细胞和动物细胞中，通常均匀地分布在细胞质基质中，为细胞提供重要的能量来源；叶绿体（Chloroplast）只在植物细胞中存在，能通过光合作用将光能转化为植物自身能量，是植物细胞光合作用的场所；内质网（Endoplasmic Reticulum）负责物质由细胞核到细胞质、细胞膜以及细胞外的转运过程；核糖体（Ribosome）是细胞内合成蛋白质的场所；高尔基体（Golgi Apparatus）是对蛋白质进行加工和运转的细胞器。

简而言之，所有细胞器的功能，就是为了实现细胞从上一代向下一代传递的连续过程，是一个不断更新、不断重新开始的历程。

这个细胞"重启"的历程，是通过细胞的分裂来实现的。细胞的生命起于其母细胞的分裂，终于其子细胞的形成，或是它自身的消亡。细胞周期，通常是指从一次细胞分裂形成子细胞开始，到下一次细胞分裂形成子细胞为止所经历的过程。在此期间，细胞的遗传物质复制并平均分配给两个子细胞。

分裂的方式，从其实现的功能来讲，主要是两大类：一类是细胞复制型分裂，细胞分裂的过程之中，其遗传物质在分裂以后，仍保持原有的水平，细胞继续开始新一轮的生命周期，比如二分裂、有丝分裂、无丝分裂等；另一类则是细胞遗传型分裂，细胞在分裂时，新的细胞遗传物质减半，等待与另一个匹配的细胞相结合，再形成一个完整的新细胞周期，比如以生殖细胞为代表的减数分裂。

细胞分裂的方式，并非是严格的"一对一"模型，不同的细胞在不同的环境下，也有可能表现出"多重身份"的分裂模式，呈现出一个很"放飞自我"的状态，比如酵母菌，既可以二分裂、有丝分裂、无丝分裂，又可以出芽生殖和孢子生殖等。

比细胞更难以捕捉的，就是游走在生命边缘的病毒。

刚刚出现的一大堆晦涩的细胞"元器件"，正是为了解释下面另一堆病毒"零器件"。

第三重：病毒

病毒，是一种具有感染性的生命体，必须借助细胞的复制系统产生新的个体。一般的病毒由核酸和蛋白质外壳两部分组成，核酸处于病毒体内的中心提供遗传信息，蛋白质外壳包围核酸，能介导病毒与宿主细胞结合，病毒是只能寄生在活细胞里的"奇葩"。

可以说生命的历史就是细胞的历史，可是，却很难说细胞的历史就是病毒的历史。

生命的起源真的是"米勒实验"中，电光火石的一刹那？还是行星撞地球的残骸中，外星文明的火种延续？

这是一个问题。

当前，关于病毒的起源主要有三种假设：

其一，病毒逆向假说（Regressive Hypothesis），又称为退化理论（Degeneracy Theory），病毒可能曾是一些在较大细胞内寄生的小细胞，随着时间的流逝，渐渐丢失那些在寄生生活中非必需的基因，这一理论的要点是"失去了部分功能的细胞"。

其二，细胞起源假说（Cellular Origin Hypothesis），也称为漂荡假说（Vagrancy

Hypothesis），病毒可能是由从较大生物体的基因中"逃离"出来的 DNA 或 RNA 所演化而来的，这一理论的要点是"本来就是细胞的一部分功能"。

其三，共演化假说（Coevolution Hypothesis），又称为病毒先于细胞起源假说（Virus First Hypothesis），病毒可能是由蛋白质和核酸复合物演化而来的，和细胞同时出现于远古时期的地球，此后一直依赖细胞生命存活到现在，这一理论的要点是"比细胞出现得还早，后来在一起了"。

在关于地球生命的起源的争论中，其中有一种就是"生命起源于病毒"，这一观点的论据是，病毒在形式上是最简单的前细胞生命类型，而持反对观点的论据是，病毒在功能上不符合最简单的细胞前生命条件。

这也确实是一个问题。

病毒拥有（核酸）基因，和其他生物体一样，能通过自然选择而演化，还能通过自行组装来实现复制，因此其常被描述为是"处于生命边缘的生物体"。然而，尽管病毒拥有核酸，但它没有细胞结构，不能独立生存，必须寄生在活细胞中完成生命周期。

病毒通常比细胞小，但比大部分生物大分子要大，一般病毒的大小在 100 纳米，一般细胞的大小在 10 微米，即 10000 纳米，这也从空间解释了，为什么病毒能够寄宿在细胞内。在尺度上也有例外，如 2013 年，法国科学家在西伯利亚（Siberia）冻土中发现的远古"潘多拉病毒"，直径达到 1000 纳米，而其宿主是能达 50000 纳米（50 微米）的阿米巴原虫。

病毒的生命周期一般有六个过程：吸附、侵入、脱壳、合成、组装和释放，这与前面细胞的生命周期密切相关，正是由于病毒本身不具备自我复制的功能，必须要在细胞复制时完成自身的复制，因而，这其中的关键就在于如何在细胞周期中，控制细胞"元器件"去制造病毒的"零部件"。

吸附：感染人的病毒根据其表面结构可以分为两类，带了细胞来源脂质双层膜的囊膜病毒和不带囊膜的非囊膜病毒。典型的囊膜病毒外壳上面，会突起伸出一类糖蛋白，这些糖蛋白与宿主细胞的外膜特定受体蛋白结合，使病毒与宿主细胞表面相接触吸附；非囊膜病毒壳表面也有伸出的蛋白分子，负责与细胞吸附。

侵入：病毒与细胞接触以后，就会打开外膜进入细胞的通道，有的细胞膜将病毒整体打包吞入（内吞），有的细胞膜蛋白融合使病毒物质进入，大部分病毒待在细胞质里，也有进入细胞核的。

脱壳：病毒物质进入细胞后，有的病毒将遗传物质从壳中释放后，整合到宿主细胞核的基因组上，改写细胞遗传信息的指令，将病毒遗传信息编入细胞遗传库；也有的病毒从壳中释放遗传物质到细胞浆，编写自身的遗传信息。

合成：细胞中的细胞器，根据被修改后的遗传信息，生产和复制病毒所需的遗传物质和蛋白质，核糖体、高尔基体等成了病毒的加工厂，为组装新病毒提供原料。

组装：病毒的遗传物质和蛋白质合成后，经过自身携带的蛋白酶，将生产出来的原件进行组装前的加工和修整，使其具备病毒生物活性功能。

释放：病毒在细胞内质网和细胞膜（囊膜病毒）上获得蛋白质外壳，然后裹挟着核酸和蛋白质酶等，形成新的感染性病毒粒子离开细胞，完成自身的生命周期。

这一过程，不仅仅影响了细胞自身的复制，并损耗了细胞的资源和能量，而且还会破坏细胞的正常生理功能。同时，复制后产生更多病毒，进一步感染其他宿主细胞，进而影响到组织、器官和整体机能。

人、细胞、病毒，在领略了生命的基本形式后，再来探寻生命的基本物质。

会不会有一点点小兴奋呢？

第四重：蛋白质

1838 年，荷兰化学家格利特·马尔德（Gerhardus Mulder）从动物组织和植物体液中提取出一种共同物质，并发现几乎所有的该物质都有相同的实验公式，生物若离开了该物质便不能生存，该物质即蛋白质（Protein），源于希腊语"Protos"，原意为"最重要、第一"。

如果说蛋白质是人体内含量最多的物质，大家肯定不同意，因为水是生命之源。若不计水分，蛋白质含量占人体总固体量的 45%，占肌肉组织的 75%。

皮肤、肌肉、心脏、毛发、血液以及骨骼，均以蛋白质为主要构成成分。蛋白质是由氨基酸组成的。

蛋白质是生物大分子和生命活动的体现者，其不但是构成细胞和生物体的基本物质，而且是调节细胞和生物体新陈代谢的重要因素，存在于人体的每一个细胞、组织和器官中；蛋白质是机体生长发育的基本元素，具有营养生长功能，如豆、花生、小麦等这些植物种子中的蛋白质，还有动物肉类、奶酪等多种蛋白质都是供生物生长的必备之物。

蛋白质是生物结构和生理功能的执行者，人的头发、指甲和动物的羽毛主要由角蛋白构成，在动物体内发挥保护和支撑作用；皮肤则主要由胶原蛋白和角蛋白构成，其中胶原蛋白能维持皮肤和组织器官的形态和结构，使皮肤保持结实而富有弹性；在血液细胞中的血红蛋白负责运送氧气和二氧化碳，唾液的淀粉酶蛋白将食物中的淀粉催化水解成麦芽糖。

蛋白质是维持健康和防御疾病的作用者，人体中的一些活性物质，包括酶、激素、抗体等均由蛋白质组成，胰岛素能够促进糖原、脂肪、蛋白质合成，是机体内唯一降低血糖的激素，被用于治疗糖尿病；抗体能辨别和结合异体蛋白质、病毒和细菌等，消除入侵机体的有害物质，使人具备抵御疾病和外界病原侵入的能力。

抗体，是一类由成熟 B 淋巴细胞分泌可中和病原体的"Y"型免疫球蛋白，就是一种蛋白质，具有 4 条多肽链的对称结构，其中 2 条较长、相对分子量较大的相同的重链；2 条较短、相对分子量较小的相同的轻链；链间由二硫键和非共价键连接形成一个由 4 条多肽链构成的单体分子。

抗原，是任何可诱发免疫反应的物质，抗原可以是蛋白质也可以是非蛋白质，可以是其他的生命物质也可以是非生命物质。通常大多数蛋白质、细菌、病毒等抗原，都能引起人体的免疫反应，而产生特异性的抗体。

某些蛋白质，还因具有毒素功能可作为动物攻击敌人、保护自身的重要武器。

大部分动物毒素都是蛋白质，侵入机体后即可引起生物机能破坏，例如可阻断神经兴奋的传递导致呼吸衰竭；作用于毛细血管，引起血管破裂，导致局部或全身出血症；引起严重的肌肉坏死等，致使人畜中毒或死亡等。

蛇从毒腺中分泌出来一种富含蛇毒蛋白质的液体，可置猎物于死地；工蜂可分泌出富含芳香气味的蛋白质透明液体，主要用于在受到威胁时保护自己。

蛋白质如此之重要，形态和功能又有万千变化，在细胞和病毒中，核酸位于细胞核或病毒蛋白颗粒之中，又隐藏着哪些秘密呢？

第五重：核酸

1865 年，奥地利神父格雷戈尔·孟德尔（Gregor Mendel）通过豌豆杂交实验发现了遗传规律，即在生物的体细胞中，控制同一性状（如豌豆株高）的遗传因子成对存在，遗传因子发生分离并分别进入不同的配子中，随配子遗传给后代，奠定了现代遗传学的基础。

正所谓"种瓜得瓜，种豆得豆。"

1868 年，瑞士科学家弗勒瑞克·米歇尔（Friedrich Miescher）从附近的医院里收集了大量外科手术绷带，使细胞与脓液中的血清及其他物质分开，他发现细胞核中有一种含磷量远远超过蛋白质的强有机酸，随后将其命名为核酸。

生命活动的基本单位是细胞，其物质基础是蛋白质和核酸，核酸与蛋白质都是生物大分子，是生物的遗传信息的载体物质，在遗传变异和蛋白质的合成方面有极其关键的作用。核酸的基本单位由核苷酸组成，核酸大分子可分为两类：脱氧核糖核酸（DNA）和核糖核酸（RNA）。

美国遗传学家詹姆斯·杜威·沃森（James Dewey Watson）和英国晶体学家佛朗西斯·克里克（Francis Crick），于 1953 年提出了 DNA 的双螺旋分子结构。双螺旋结构的 DNA 是自然界中能够自我复制的生物分子，由于 DNA 的这种精细准确的自我复制功能，为生物体将其祖先的生物特性传递给下一代提供了保证。

两条主链如"双龙戏珠"般绕同一轴心以右手方向盘旋，相互平行而方向相反形成双螺旋构型，DNA 的这一结构为其复制的稳定性提供了基本保障，并凭借其"简洁美"成为现代生物学的标志，每一个见到该模型的人，都会重复他们激动的话语："美妙如斯，结构永铭（Such a beautiful structure must exist）。"

DNA 双螺旋结构的发现，开创了分子生物学的新时代，它使生物大分子的研究跨入了一个崭新的研究阶段，并使遗传学的研究深入分子层次，从而迈出了解开"生命之谜"的重要一步，是 20 世纪人类在生命科学划时代的标志。

1957 年，英国科学家佛朗西斯·克里克（Francis Crick）提出了"中心法则"，指出遗传信息的流向是 DNA → RNA →蛋白质，即遗传信息是从 DNA 转录为 RNA，再由 mRNA 翻译成蛋白质；后来的研究发现，蛋白质亦可以协助前两项流程，并参与 DNA 遗传功能的实现。

"中心法则"是遗传信息在细胞内的生物大分子间转移的基本法则，这一个法则让人类破解了"生命密码"，如同一个程序员掌握了编程的源代码，急迫地将纷繁世界中的生灵万物信息储存，当启动程序运行这些信息代码时，却发现原来信息链是一个完整的体系，系统中存在着不同模式的反馈回路，每一条回路都要去寻觅破解的密码，每一个体系都要去构建合理的模型，每一种生命系统都是造物的奇迹。

人类基因组计划（HGP）：23 对染色体，2 万 ~ 3 万个基因。

人类微生物组计划（HMP）：人体内微生物是人细胞数量的 10 倍，微生物组基因是人类基因的 100 倍。

全球病毒组计划（GVP）：发现 100 万种未知病毒。

创造奇迹是全人类的梦想，先定个小目标。

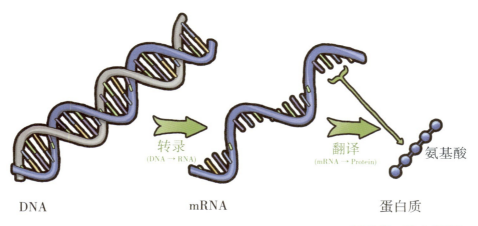

转录
(DNA → RNA)

翻译
(mRNA → Protein)

氨基酸

DNA   mRNA   蛋白质

1958 年："中心法则"

新兴 生物技术如聚合酶链反应（PCR）、杂交瘤细胞系、干细胞、电子显微镜、高等级生物安全实验室等条件平台的建设升级，一方面为人类探索微观世界创造了条件，另一方面为人类开发和利用生物资源提供了利器。

2. 微波巨浪

问题一：如何才能看见病毒？

17 世纪，荷兰人安东尼·列文虎克（Antony Van Leeuwenhoek）用宝石、钻石、玻璃等名贵材料，自己制造了一台光学显微镜，人类第一次观察到了尘埃、水滴、血液、昆虫和植物等中的微观世界，之后他制作了各式透镜，有的放大率能达 300 倍，在光学显微镜下他将观察到的微生物称为"狄尔肯（Dierken）"，即"细小活泼的物体"。

我们听见声音是因为声波，看见物体是因为光波，人类视觉只能够感知到的光被称为可见光，波长一般在 400 ～ 760 纳米，因此，根据这个数据计算出：光学显微镜做得再精密，也超不过 200 纳米的分辨率，可以看见细菌的样子，却无法捕捉到病毒的踪影。

光学显微镜的透镜原理，是光的波粒二象性原理，1905 年，爱因斯坦提出光同时具有波和粒子的双重性质。1924 年，德布罗意提出"物质波"概念，认为一切物质都具有波粒二象性，电子也会具有干涉和衍射等波动现象，这被后来的电子衍射试验所证实。

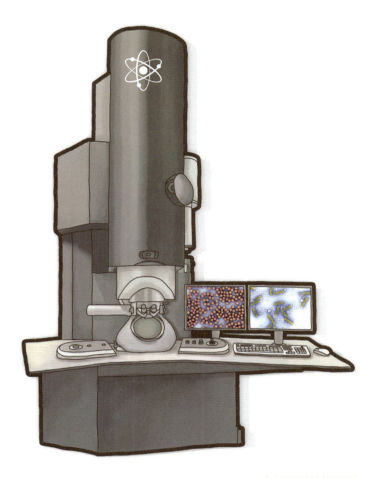

电子显微镜模型图

简而言之，光能做的电子也能做到，光做不到的电子能做到吗？

电子，原子核外带负电荷的微小粒子，这个自带"电"的光环，让人们可以应用电磁场来给电子加速，高速的电子使得其波长大大缩短，如同光学显微镜中光聚焦的原理，将高速的电子束聚焦，从而实现提高分辨率的效果。

1931 年，厄恩斯特·卢斯卡（Ernst Ruska）和马克斯·克诺尔（Max Knoll）研制了第一台透视电子显微镜；1934 年，分辨率提到了 50 纳米；1939 年，高分辨率电子显微镜的分辨率已经达到了 3 纳米；1978 年，扫描隧道显微镜的分辨率可达 0.01 纳米，最小分辨的两点间距离为原子直径的 1/10，电子又回归到了原子的身边。

1 米（m）=1000 毫米（mm）

1 毫米（mm）=1000 微米（μm）

1 微米（μm）=1000 纳米（nm）

1 纳米（nm）=10 埃（Å）

高分辨显微技术的发展，已经让人类不仅仅看到了病毒，还看到了病毒的蛋白质，以及病毒的核酸，看得从外到内通通透透，极速的电子赋予了人类"慧眼"，在生命的微观尺度上，解决了"形"的问题。

问题二：如何获取病毒遗传信息？

DNA 的双螺旋结构和生命"中心法则"，为分子生物学奠定了理论基础，组成 DNA 的基本单元是四类碱基（Bases）：腺嘌呤（Adenine，A）、鸟嘌呤（Guanine，G）、胞嘧啶（Cytosine，C）、胸腺嘧啶（Thymine，T），简称"A""G""C""T"。

在 DNA 结构的外围，磷酸和戊糖组成的骨架，以磷酸脂键能量为支撑构成，内部则形成了反向的双螺旋结构，以 A、G、C、T 四种碱基配对为基础的模型，即 A=T，G≡C 的碱基配对原则，以氢键的分子力链接。

人类要开展生命科学研究，只是看见是远远不够的，要深入了解生命的本质，把遗传信息作为突破口是一个不错的选择。新的问题又出现了，如果要获取细胞或者病毒的核酸，仍采用洗涮绷带式的提取方法，就要培养和消耗大量的生物材料，有没有什么办法可以直接复制和扩增所需的目标片段 DNA，直接在分子水平上开展工作呢？

由"大"变"小"易，由"少"变"多"难，如果按照 A、T、G、C 的化学性质，一个一个合成后链接而成，将是一项成本高昂而又费时费力的工程。

DNA 的半保留复制是生物演化和传代的重要途径，双链 DNA 在多种酶的作用下可以变性解旋成单链，在 DNA 聚合酶的参与下，根据碱基互补配对原则复制成同样的两分子拷贝。

据此，将 DNA 的双螺旋结构打开，形成两条互补的单链 DNA，在某种核

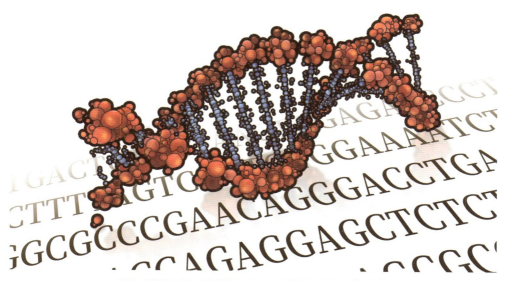

DNA "密码子"：腺嘌呤（A）、鸟嘌呤（G）、胞嘧啶（C）、胸腺嘧啶（T）

酸聚合酶作用下，以解旋的单链 DNA 为模板，遵循四类碱基配对的原则，合成新的互补 DNA 单链，并将此反应以对数级增长反复进行，最终实现"流水线"式的自动化装配体系。

这个基本原理就是：聚合酶链反应（PCR）。

犹如在烟波浩渺的碱基海洋中，发现了生命密码的指南和航标，PCR 技术为核酸分子获取和应用开辟了航道。

人类可以通过遗传信息研究病毒，也可以通过蛋白质结构功能研究病毒，万变不离其宗，最终还是要研究活的病毒，这可是一项危险的事业。

问题三：如何保障病毒研究的安全？

德国细菌学家罗伯特·科赫（Robert Koch）是病原细菌学的奠基人和开拓者，制定了经典的"科赫法则"，在世界上第一次发现了炭疽杆菌、霍乱弧菌，第一次分离出伤寒杆菌、结核分枝杆菌等，发明了用固体培养基的细菌纯培养法，被人们誉为"瘟疫克星"。

065

1886 年，他发表了关于霍乱的实验室感染报告，应该是全世界关于生物安全的第一份报告。

20 世纪 40 年代，世界各国实验室感染问题渐渐为人们所重视，美国首先建设第一个生物安全实验室，并于 1974 年发布《基于危害程度的病原微生物分类》标准，首次将可供人类研究的病原微生物和开展相应的实验室活动按不同危险类别分为四级。20 世纪 80 年代，世界卫生组织（WHO）将全球的生物安全实验室分为四级。

病原微生物是指可以侵犯人体，引起感染甚至传染病的微生物，也称为病原体。病原体中，以细菌和病毒的危害性最大。病原体在宿主中进行生长繁殖、释放毒性物质等引起机体不同程度的病理变化，这一过程称为感染，严重时甚至会导致机体死亡。

我国对病原微生物危害程度的划分准则由一级至四级逐渐下降，世界卫生组织及国外病原微生物危害程度的划分准则由一级至四级逐渐上升：

第一类病原微生物，是指能够引起人类或者动物非常严重疾病的微生物，以及我国尚未发现或者已经宣布消灭的微生物。

第二类病原微生物，是指能够引起人类或者动物严重疾病，比较容易直接或者间接在人与人、动物与人、动物与动物间传播的微生物。

第三类病原微生物，是指能够引起人类或者动物疾病，但一般情况下对人、动物或者环境不构成严重危害，传播风险有限，实验室感染后很少引起严重疾病，并且具备有效治疗和预防措施的微生物。

第四类病原微生物，是指在通常情况下不会引起人类或者动物疾病的微生物。

生物安全实验室，是通过防护屏障和管理措施，能够避免或控制被操作的有害生物因子危害，达到生物安全要求的生物实验室和动物实验室。实验室生物安全防护水平（Biosafety Level，BSL；或 Protection，P）分为一级、二级、三级和四级，一级防护水平最低，四级防护水平最高，这与国际对病原微生物定级一致，而与我国对病原微生物定级正好反过来。

生物安全防护水平为一级的实验室（P1）：适用于操作在通常情况下不会

引起人类或者动物疾病的微生物，即危险等级一级的微生物（四类病原微生物，如麻疹病毒、腮腺炎病毒等）。

生物安全防护水平为二级的实验室（P2）：适用于操作能够引起人类或者动物疾病，但一般情况下对人、动物或者环境不构成严重危害，传播风险有限，实验室感染后很少引起严重疾病，并且具备有效治疗和预防措施的微生物，即危险等级二级的微生物（三类病原微生物，如金黄色葡萄球菌、乙型肝炎病毒等）。

生物安全防护水平为三级的实验室（P3）：适用于操作能够引起人类或者动物严重疾病，比较容易直接或者间接在人与人、动物与人、动物与动物间传播的微生物，即危险等级三级的微生物（二类病原微生物，如霍乱弧菌、狂犬病

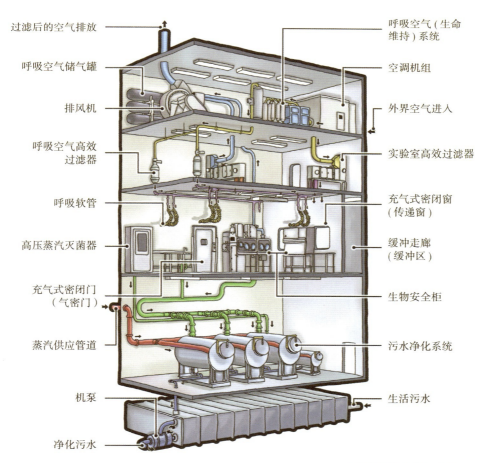

过滤后的空气排放
呼吸空气储气罐
排风机
呼吸空气高效过滤器
呼吸软管
高压蒸汽灭菌器
充气式密闭门（气密门）
蒸汽供应管道
机泵
净化污水

呼吸空气（生命维持）系统
空调机组
外界空气进入
实验室高效过滤器
充气式密闭窗（传递窗）
缓冲走廊（缓冲区）
生物安全柜
污水净化系统
生活污水

P4 实验室构造示意图

毒等）。

　　生物安全防护水平为四级的实验室（P4）：适用于操作能够引起人类或者动物非常严重疾病的微生物，以及我国尚未发现或者已经宣布消灭的微生物，即危险等级四级的微生物（一类病原微生物，如埃博拉病毒、尼帕病毒等）。

　　"工欲善其事，必先利其器"。电子显微镜呈现出了病毒的原形，照片中记录了几乎所有已知病毒的形态和大小；PCR技术获取了充足的生物背景，数据里存储了能够分离检测到的各型各种病毒核酸序列；生物安全实验室提供了防护病毒感染条件的平台，人类已经拥有和升级了所有安全防护等级下的设施保障。

　　"今日长缨在手，何时缚住苍龙。"

CAR-T（Chimeric Antigen Receptor T-Cell Immunotherapy）技术，是指嵌合抗原受体 T 细胞免疫疗法；CRISPR（Clustered Regularly Interspaced Short Palindromic Repeats）技术，是一种精确的基因分子编辑器工具；将可用于在分子细胞水平精准定位和医学应用。

3. 奔流湧进

主动免疫

天花疫苗的被动发现、狂犬疫苗的主动研制，为人类预防病毒开辟了道路，此后，许多病毒疫苗相继问世，分子生物学技术的发展，使得预防医学理论在临床实践中得到验证和应用。

1963 年，巴鲁克·布伦博格（Baruch Blumberg）和哈维·阿尔特（Harvey Alter）在两名多次接受输血治疗的病人血清中，首次发现一种异常的抗原，能与一名澳大利亚土著人的血清起沉淀反应。1967 年，这种抗原被明确与乙型肝炎有关。1970 年，科学家用电子显微镜观察到了人类乙型肝炎病毒（HBV）颗粒的形态。

1971 年，最早获得批准生产的乙型肝炎疫苗诞生，通过将无症状乙型肝炎表面抗原（HBsAg）携带者的血浆分离和浓缩，提纯其中的病毒表面抗原而获得。1979 年，运用分子生物学方法克隆乙型肝炎表面抗原的基因，1984 年，成功用酵母表达的乙型肝炎表面抗原作为疫苗，获得保护性的免疫作用。

从天然的弱毒疫苗，到提取病毒表面抗原，发展成为基因工程疫苗，都是遵循了获得性免疫系统的规律，通过病毒抗原的刺激，机体获得特异性免疫应答过程，一般可分为感应、反应和效应三个阶段。

树突状细胞、巨噬细胞在感应阶段发挥了重要作用，在吞噬了细菌、病毒等抗原后进行加工处理，经过处理后的抗原能够被 T 细胞和 B 细胞识别，并激活了淋巴细胞升级能力进入特异性免疫反应状态。

B 细胞在感应阶段被病原体刺激后，在 T 细胞的协助下，转化成为能产生抗体的浆细胞，浆细胞根据抗原特征产生特殊活性的抗体，并通过血液循环和体液循环在身体内向病原发起反击，这一过程也就是通常所说的体液免疫。

T 细胞在感应阶段被病原体刺激后，也会针对病原的特征，释放出淋巴细胞因子，能够破坏抗原的活性，或者增强巨噬细胞的吞噬和杀伤能力，还能够活化成为杀伤毒性 T 细胞，发挥免疫效应并消灭病原，这一过程也被称为细胞免疫。

一般情况下，判断疫苗是否在体内产生保护效果，常规办法就是衡量中和抗体的水平，这是因为抗体伴随在人体血液循环系统中而便于抽血检测。体液

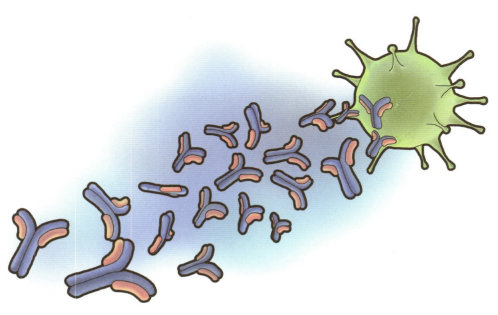

病毒中和抗体示意图

免疫和细胞免疫二者之间相辅相成，共同发挥免疫功能。

机体发生特异性免疫反应过后，记忆细胞会持续维持抗体的产生，其时间的长短就决定了疫苗的保护周期，所以，有的疾病患过一次以后，或者疫苗免疫过一次以后，可以长时间的发挥保护作用，甚至获得终身免疫力。

天花疫苗为终身免疫，HBV 疫苗有效保护时间一般为 3 ~ 10 年，也有的超过 20 年。

因而，疫苗是通过激活人体自身的免疫系统，来间接实现抗病毒的功效。

抗病毒药物

直接作用于病毒本身，一般就是抗病毒药物的设计理念。第八章第三节介绍的抗流感药物达菲就是代表。

首先要澄清的是，抗生素不是抗病毒药。为什么不是，答案在下一章。

在全球范围内有一种病毒，人类为了攻克它绞尽了脑汁，甚至不惜针对其生命周期的每个环节，专门设计出了一系列抗病毒药物，为了更好地发挥药物疗效，不得不将该病毒的各类药物联合使用："高效抗逆转录病毒治疗"（HAART），又名："鸡尾酒疗法"。

人类免疫缺陷病毒（HIV），感染人后导致获得性免疫缺陷综合征（AIDS），即艾滋病。

与其他所有病毒的生命周期一样，HIV 感染细胞也是从吸附开始、在细胞内复制、到新病毒释放的过程。

第一回合

- HIV——病毒进入人体后，病毒利用囊膜蛋白"糖衣炮弹"迷惑了辅助性 T 细胞表面的 CD4"监控器"。随后，HIV 启动蛋白 gp41 作为"桥梁"，打通细胞膜并相融合。
- HIV 进入抑制剂——通过与 HIV 的 gp41 蛋白结合，使病毒无法搭建与细胞之间"桥梁"，阻碍病毒与细胞膜"大门"融合。

第二回合

- HIV——病毒开始"鸠占鹊巢"，利用细胞的原料紧锣密鼓地制造组装元件：HIV 的逆转录酶利用细胞核苷酸材料，将病毒 RNA 转成 DNA，并通过整合酶整合到宿主细胞核基因组上，与细胞复制同时不断合成。

- HIV 逆转录酶抑制剂——通过"配对设计"伪装成细胞核酸原料与逆转录酶结合，使其"装配线"发生错误终止，阻碍病毒遗传物质的合成。

- HIV 整合酶抑制剂——通过抑制整合酶活性，阻断病毒 DNA 整合到细胞基因组中。

第三回合

- HIV——在蛋白酶作用下，病毒蛋白被组装为功能性结构蛋白元件，并与 RNA 一同进行包装，释放出大量新生 HIV 颗粒，继续感染其他辅助性 T 细胞。

- HIV 蛋白酶抑制剂——通过破坏酶功能，致使前体蛋白不能形成病毒"元件"。

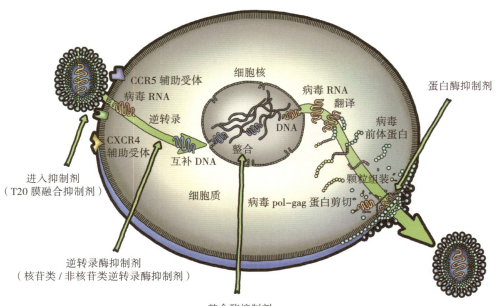

抗 HIV 药物：多回合持久较量

每一种药物针对艾滋病病毒繁殖周期中的关键环节，从而达到抑制或杀灭艾滋病病毒的治疗目的。"鸡尾酒疗法"虽然不能完全治愈艾滋病，但它是目前阻断艾滋病进攻的最有效办法。通过有效的抗逆转录病毒药物可控制病毒并有助于防止其传播，使艾滋病病毒携带者以及患者可以享有健康且有益的生活。

或许，这注定是一场未来之战。

CRISPR

1986 年，马拉多纳在世界杯上凭借"上帝之手"为阿根廷捧回了"大力神杯"。

1990 年，好莱坞的魔幻影片"剪刀手爱德华"，剪出了城堡中冰雪漫天的爱情童话。

三十年后，《科学》杂志把基因编辑技术 CRISPR/Cas9 列为 2013 年度十大科技进展，这一技术被称为"上帝之手"和"魔剪"，它的迅速崛起引发了生物医学研究的革命，并可能为人类"剪去"疾病，"捧回"健康。

CRISPR/Cas9 系统是存在于细菌和古细菌中的适应性免疫系统，一种为抵御病毒和质粒的不断攻击而演化来的获得性免疫防御机制，由规律成簇的间隔短回文重复（CRISPR）和 Cas（CRISPR-associated）蛋白组成，可以用来抵抗细菌、病毒或质粒的入侵。

质粒是细菌、酵母菌等生物细胞中的 DNA 分子，具有自主复制能力。作为一种基因载体被广泛应用于分子生物学，质粒可以将目标基因转入细胞中，以改造细胞原有的性状或生产目标功能蛋白，比如人工胰岛素、基因工程乙肝疫苗、艾滋病病毒抑制剂等。

这个过程需要先将质粒进行分子设计重组，然后再转化进入细胞，最后将转化后的重组基因敲除或者敲入来实现；然而，CRISPR/Cas9 就是一个不走寻常路的存在，或许真是因为这个系统的发源久远，古细菌们的行事风格也很简单，通过 CRISPR 系统形成的向导 RNA 将需要编辑的 DNA 分子精确"定位"，然后，引导核酸酶 Cas9"切割"目标 DNA 片段，到达基因编辑的目的。

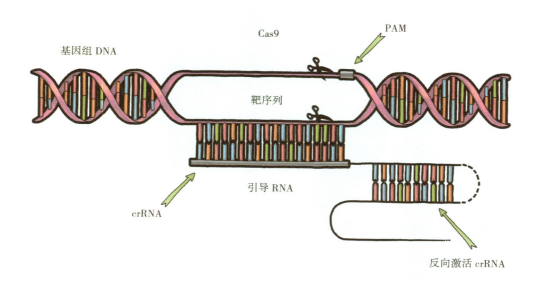

基因组 DNA

Cas9

PAM

靶序列

引导 RNA

crRNA

反向激活 crRNA

CRISPR/Cas9：基因编辑之"魔剪"

　　一般的基因工程，需要"基因重组—细胞转化—基因重组"的基本原则，有时还需要多基因重组和多细胞转化，才能实现目标功能；CRISPR/Cas9 基因编辑，只需"基因定位—基因编辑"即可实现这一个目的，犹如"上帝手上的魔剪"。

　　2015 年，美国加州拉西瑞亚大学的研究人员通过 CRISPR/Cas9 技术，对 HIV 的病毒 DNA 特定位置进行剪切，使得人体 18% ~ 72% 感染细胞内的 HIV 病毒失活。2016 年，这一技术成功特异性地靶向定位 HIV-1 前病毒 DNA，有效且安全地将 HIV 病毒从体外培养的人 T 细胞中清除。这些研究成果将有望应用于 AIDS 的临床治疗中，对治疗病毒感染性疾病以及其他疾病也有巨大的潜力。

　　CRISPR/Cas9 系统因其强大基因编辑功能，应用于多种生物和多项科研领域，如功能基因的筛选和定点编辑、药物靶点筛选和验证、动物模型构建和人类疾病基因治疗等方面，是生命科学领域一项重要的发现与创造，尽管有时也会出现基因"脱靶"现象，随着 CRISPR/Cas9 系统的发展和提升，被广泛地应用于生命科学研究的各个领域，在未来人类医学中具有光明的应用前景。

　　上帝创造了病毒，创造了人类，也创造了剪刀。

CAR—T

CAR-T，乍看是一部 T 型小轿车？我们就把它叫"T 细胞小车"吧，但这不是一款新车，而是一种创新性的细胞免疫治疗方法，是个了不起的"小车"，载给患者的是一条新生命。

2017 年，美国食品药品监督局（FDA）批准了世界上第一个基于 CAR-T 细胞疗法的药物。CAR-T，全称是嵌合抗原受体 T 细胞免疫疗法。

我们人体内有一大类叫 T 细胞的群体，扮演着类似医生与警察的"好人"与"英雄"角色。它们时刻在血液中巡逻，一旦发现"坏人"，即变异细胞、癌细胞等，立即打出信号枪，召集更多的细胞前来帮忙，同时自己也冲上前线消灭"坏人"。当"好人"识别不出"坏人"，或者战斗力减弱而不能消灭"坏人"，癌症就会发生。我们可以在体外帮助功能减弱的 T 细胞增强活力，并配以"重型武器"，这就是 CAR-T。

CAR-T 的基本原理是利用病人自身的免疫细胞来清除癌细胞，这是一种细胞疗法，而不是一种药物，是一套免疫治疗系统方案。经过 CAR 改造的 T 细胞相较于天然 T 细胞能够识别更广泛的目标，升级 T 细胞识别肿瘤抗原的能力，在急性白血病和淋巴瘤治疗上有着显著的疗效。

CAR-T 治疗方案，可大致分为以下步骤：

第 1 步：从癌症病人体内分离免疫 T 细胞，即"点兵"；

第 2 步：体外对分离的免疫 T 细胞进行工程改造，使其具备嵌合抗原受体功能，能够识别和有效作用于肿瘤细胞，变成"超级英雄"，即"配重武器"；

第 3 步：人工培养和扩增 CAR-T 细胞，到达临床治疗的细胞数量需求，即"扩军"；

第 4 步：将符合工程改造质量的细胞，按照治疗剂量的数量细胞输入病人体内，即"作战"；

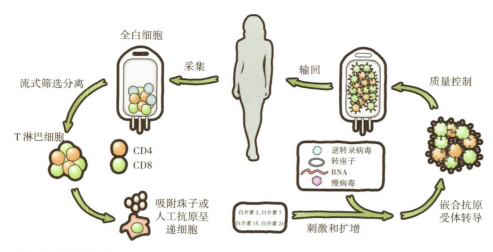

全白细胞

采集　　　输回

流式筛选分离　　　　　　　　　质量控制

T淋巴细胞

CD4
CD8

逆转录病毒
转座子
RNA
慢病毒

吸附珠子或
人工抗原呈
递细胞

白介素2,白介素7
白介素15,白介素21

刺激和扩增

嵌合抗原
受体转导

CAR-T疗法示意图

　　第5步：对病人健康维护，缓解细胞进入体内引起的强烈免疫反应，即"后勤"。

　　2012年，这一疗法最先试验性应用于临床的30位白血病患者，在传统的化疗，甚至骨髓移植失败以后，尝试接收CAR-T治疗的一批人中，有27位治疗后癌细胞完全消失，半年后复查，20位患者癌细胞也没有再出现，值得一提的是，六年多过去了，部分患者仍然健康，这些患者中，一位美丽活泼的小女孩艾米丽·怀特海特（Emily Whitehead），勇敢地绽放生命的活力，鼓舞了全世界对免疫疗法的希望。

　　CAR-T通过构建特异性嵌合抗原受体，特异性识别靶抗原从而杀伤靶细胞；正是因为这一"特效"细胞免疫原理，从另一个方面考虑，还存在相应的临床风险，比如细胞因子风暴。T细胞在高效杀死肿瘤细胞时会释放很多细胞因子，将更进一步激活机体产生激烈的免疫反应，在临床上表现为炎症反应，这一过程如果过于强烈就会影响，甚至破坏正常的人体生理功能，一旦超出人体所能承受的程度，"风暴"后果不堪设想。

　　因此，"后勤"非常关键。曾经，早期接受CAR-T的患者高热到昏迷不醒，幸而及时抢救"安抚"住了细胞"大军"，如较为常见的发热、皮疹、寒颤、低血压等，严重时可引起肿瘤溶解综合征等。随着临床经验积累和科学指导护理，这一情况也将会得到进一步改善。

至今，"T 细胞小车"应用于临床才两年左右，完全的疗效还需要时间来证实。然而，这一新概念细胞治疗方案的提出和应用，既彰显了人类在细胞基因工程的技术突破，也预示着迈向细胞治疗的医学新时代的开启。

疫苗是将体外"抗原"引入机体，诱导人体内免疫细胞产生免疫反应，进而完成预防疾病发生的功效；CAR-T 是获取人体内免疫细胞，在体外赋予其识别杀伤"抗原"功能，再引入体内发挥治疗作用。

如此，把"抗原"定义为"病毒"，若何。

我们所面临的敌人究竟是谁？

第五章

风簿

宋代 《医宗金鉴·外科心法要诀·股部》"寒热往来不焮红"注："初觉寒热往来，如同感冒风邪。"太学生陈鹄自创"感风簿"，意为"感"受"风"疾而请假的文"簿"。到了清代，《茶香室丛钞》一书："按今制官员请假，辄以感冒为辞，当即宋时'感风簿'之遗意。"

1. 太学生的请假条

打喷嚏：一个是有人想你，两个是有人在说你坏话，三个是你感冒了。

此刻，不禁打了个喷嚏。

感冒，这个我们再熟悉不过的名词，究竟是什么意思？

打喷嚏、鼻塞、流鼻涕、流眼泪、咳嗽、呼吸阻塞、声哑、头疼、发烧发寒、喉咙疼、咽炎、气管炎、肺炎、难受、不舒服、不想说话、整个人都不好了……所有这些，好像都跟感冒有着千丝万缕的联系。

临床上，呼吸系统相关疾病都可以统称为感冒。

字典里，"感冒"这个词来自于"太学"。

宋代医学家陈无择著医书《三因极一病证方论》（简称《三因方》），把引致百病的原因分为"内因""外因"和"不内外因"三大类，提出外因六淫：风、寒、暑、湿、燥、火；内因七情：喜、怒、忧、思、悲、恐、惊。通过分析疾病临床症候，探知发病原因归纳症候类型病理机制，以此作为论治依据。

陈无择本名言，以字行，别号鹤溪道人，加之又推出"七情六欲""三因归一"之论学，后《四库全书总目提要》评价《三因方》"每类有论有方，文词典雅而理致简赅，非他家俚鄙冗杂之比"。在当时，这一学说更是广为流传。

馆阁是宋朝掌管图书、编修国史之官署，设有"集贤院""秘阁""龙图阁"等。

南宋年间，馆阁制定了轮流值班制度，每晚安排一名阁员值宿。当时值班阁员开溜成风，开溜的名堂，代代阁员约定俗成，在值班登记簿上均写为"肚腹不安，免宿"。《梦溪笔谈》记载："馆阁每夜轮校官一人直宿，如有故不宿，则虚其夜，谓之'豁宿'。故事，豁宿不得过四，至第五日即须入宿。遇豁宿，例于宿历名位下书：'腹肚不安，免宿。'故馆阁宿历，相传谓之'害肚历'。"

太学是中国古代的国立大学，成为朝廷培养太学生和官员的最高学府。

一位名叫陈鹄的太学生，硬被拉去馆阁值宿。他开溜时，偏偏不遵循例照写，却标新立异大书"感风"二字，感，即为感受体察，风，则取自外因六淫之一，并在《耆旧续闻》一书中记载了自己的发明创造："余为太学诸生，请假出宿，前廊置一簿，书云'感风'，则'害肚历'可对'感风簿'。"

到了清代，"感风簿"已经创造性地演变成了"感冒假"，成为请假休息的托辞：本官为公务操劳之际，已感隐病而坚持至此，不料症状终于透出，故不得已而请假也。清代学者俞樾在《茶香室丛钞》一书中说："按今制官员请假，辄以感冒为辞，当即宋时'感风簿'之遗意。"

如此说来，

其一：感冒其实不是一种病，而是一种生病的状态。

其二：感冒与请假直接相关，感风簿可以不请假，感冒就是要请假。

其三：感冒请假不一定是真的生病了。

"请假需谨慎，感冒有风险。"

无独有偶，全世界人们似乎对于感冒的认识，隐隐中都有着暗合的表述：在中文里面，又常常用"着凉"来表示"感冒"的诱因，并在日常用语中，夹带着悲楚的情怀彼此诉说；在英文中，感冒也被用作一个词汇来表述，那就是"Catch Cold"，英汉直译恰恰就是"着凉"之意，随后，很自然地会对天气的抱怨："Bad Weather！"

诚如，天有不测风云，寒冷的天气会使人着凉，身体的抵抗力下降，然则，隐藏在寒冷天气中的危险分子，正在伺机通过空气悄悄入侵……尽管人类的肉眼无法分辨，但是那正是导致"感冒"发生的秘密真相。

现在，被感冒袭击的人们，拖着疲惫的身躯来到医院接受检查后，患者通常会被告知可能是细菌性感冒或者病毒性感冒，特别是在高温天气下，恐怕不会告诉你病因是"着凉"，而是要想办法如何来对付感冒的元凶。于是，让我们来认识这些空气中的"坏小子们"，这些看不见的微观世界生物，其实一直就躲在我们生活的环境之中。

细菌和病毒，我们认识你们的时间很短，你们却早已熟知我们的世界：躲在空气里面的"Bad Boys"。

人体 感冒可分为病毒性感冒和细菌性感冒，引起细菌性感冒的病原体是细菌，如肺炎双球菌、链球菌、金黄色葡萄球菌、流感杆菌等，在对付这一类致病细菌时，我们可以使用抗生素类药物将其击退。

第五章
风簿

2. 细菌性感冒

让我们追随着法国肉汤的味道，再次回到 19 世纪末的欧洲大陆，两位科学巨匠提出了微生物致病学说，路易·巴斯德在研究微生物发酵、炭疽病等时发现了细菌致病，罗伯特·科赫（Robert Koch）在研究结核病、炭疽杆菌时提出

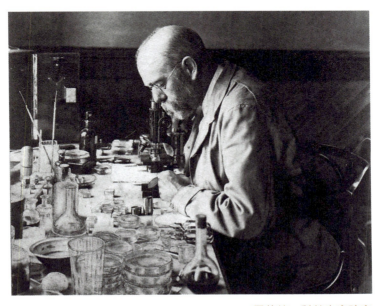

罗伯特·科赫在实验室

083

了"科赫法则"，是微生物发现的指导经典原则。

科赫法则（Koch's Postulates）还被称为证病律，一般被用作确定侵染性病害病原物的操作程序，该法则包括：

（1）在每一病例中都出现相同的微生物，且在健康者体内不存在；

（2）要从寄主分离出这样的微生物并在培养基中得到纯培养；

（3）用这种微生物的纯培养接种健康而敏感的寄主，同样的疾病会重复发生；

（4）从试验发病的寄主中能再度分离培养出这种微生物。

如果进行了上述 4 个步骤，并得到确实的证明，就可以确认病原微生物。

引起人类肺炎等严重呼吸系统疾病的"感冒"细菌主要有金黄色葡萄球菌、链球菌、结核杆菌等。典型的金黄色葡萄球菌为球型，直径为 0.8 微米左右，显微镜下排列成葡萄串状，用微生物染色技术呈现出金黄色。链球菌一般为球形或卵圆形，直径为 0.5 ~ 1 微米，多数呈链状排列，短的 5 ~ 10 个细菌组成，长的 20 ~ 30 个细菌组成，因其链状形态而命名。结核杆菌是引起肺结核的病原菌，为细长略带弯曲的杆菌，长度为 1 ~ 4 微米，直径约 0.4 微米，结核病至今仍为重大传染性疾病，严重威胁人体健康。

第二次世界大战，简称"二战"，战火从欧亚大陆绵延到世界各地，从大地到海洋，从海洋到天空，先后有 61 个国家和地区、20 亿以上的人口被卷入战争，作战区域面积 2200 万平方千米，这场战争中军民共伤亡 9000 多万人，以德意志第三帝国、法西斯意大利王国、日本帝国等为轴心国集团，以美国、苏联、英国、法国、中国等为同盟国集团，是人类历史上规模最大的世界战争。

在战场上的士兵死亡，一般由于物理杀伤造成，比如重要器官损伤等；还有的战士在战斗负伤后，因为无形的感染导致悲剧发生，如伤口溃烂发炎等，如果没有及时地控制住感染，身体组织和器官就会进一步恶化，严重时人体的机能被破坏，最终导致生命无法挽救。

随着炮火阴云来袭的，还有空气中致病菌的阴影，这就是无形的感染：每天都有数以万计的战士牺牲，更可怕的是受伤的战士，因伤口感染缺乏有效抗生素药物而死亡。

"一战"期间，英国科学家亚历山大·弗莱明（Alexander Fleming）作为军医，治疗伤员感染并对伤口感染和免疫治疗进行研究，后在一次试验中，他发现了青霉菌可以产生抑制葡萄球菌生长的物质，并将其命名为盘尼西林，即青霉素。

"二战"爆发，澳大利亚科学家霍华德·弗洛里（Howard Florey）将青霉素进行提纯，应用在感染的小动物身上，实现了成功治愈，并进一步尝试注射治疗人体感染，成年人治疗需要大幅度提高青霉素剂量。

弗洛里远赴美国与赫尔曼·穆勒（Hermann Muller）合作，分离出能200倍高效产生提取物的霉菌，又进一步通过 X 射线辐射诱导工程菌，将青霉素提取物的产量提高至上万倍，美国在 1943 年正式推出高效抗感染的药物——青霉素，到了 1944 年已实现了快速批量化生产，在战争中细菌感染的盟军伤病员，都通过青霉素的治疗获得新生，在战争中被称赞"能抵 20 个师的兵力"，更使得人类的寿命大大延长。

链霉素是继青霉素后第二种抗生素，在 1943 年，美国科学家赛尔曼·瓦克斯曼（Selman Waksman）从链霉菌中提取出链霉素，这种抗生素能够特异性抵抗结核杆菌，从此，改写了肺结核患者无药可治的历史。

后来，他们又从土壤微生物中分离出 20 多种抗细菌的物质，将这类物质命名为抗生素，是指微生物或高等动植物所产生的具有抗病原体等活性的代谢产物。

顶头孢于 1948 年从撒丁岛的海滩土中被发现。1955 年，头孢菌素 C 被分离发现。在 1960 年以后，半合成头孢菌素发展起来，随后，一至四代头孢抗生素相继问世，到目前为止，已经发展到五代头孢。

在人类健康的战场上，抗生素的武器威力是如何发挥出来的呢？

细菌的基本结构包括细胞壁、细胞膜、细胞质、核质；人体细胞的基本结构包括细胞膜、细胞质、细胞器、细胞核。

人类的细胞没有细胞壁，而细菌的细胞有细胞壁。

青霉素具有破坏细胞壁合成的功能，由于其分子结构与细胞壁相似，能够

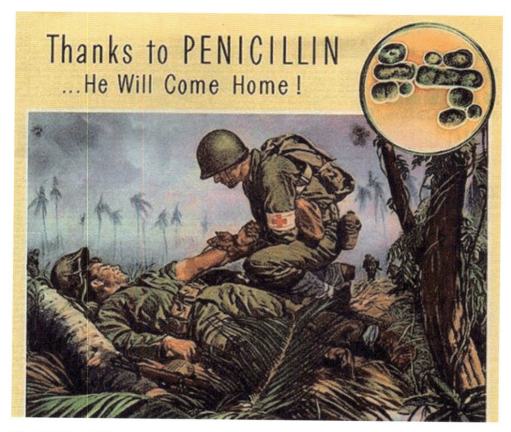

第二次世界大战期间海报

竞争性地与转肽酶结合，使一招"偷梁换柱"，阻碍细胞壁黏肽的物质合成，细菌无法形成完整的细胞壁，只得无奈"支离破碎"，其细胞功能被破坏而死亡。

头孢类抗生素药物的抗菌原理与青霉素相似，阻碍细菌细胞壁质的合成，还能改变细菌细胞膜的通透性，并释放自溶素，因此有溶菌作用，或导致细菌不能正常繁殖……自抗生素诞生的那一天起，攻克葡萄球菌感染、战胜肺炎和结核病成为可能。

"道高一尺，魔高一丈"，由于抗生素滥用等原因，当一种抗生素被反复使用后，致病细菌慢慢发现了自己虽被克制，然而可以通过演化突变，来避开抗生素破坏自身的功能，因此，产生对某一种或一类抗生素的耐药（AMR）。

地球的生命起始于微生物，远在人类之前，经过亿万年演化，细菌等单细胞生物在各种条件下，为了生存而主动适应甚至去改造环境。极少数细菌在抗生素打击下，虽然勉强活了下来，然而战斗力已然不济，人体的免疫系统清扫战场，耐药细菌仍难逃一劫。

人类自身滥用抗生素，却给致病细菌创造了耐药的机会，在治疗细菌感染疾病时，如果有不能以正确剂量用药或不对症选择等情况发生，残留下来的耐药细菌就会慢慢积累，反复感染治疗后会加剧细菌的耐药性，迫使药物治疗受到限制，甚至出现无药可用的境地。

"我已经变得不再是我，可是你却依然是你。"

时至今日，青霉素系列、头孢系列纷纷推出抗生素 2.0/3.0 等升级版，随着生命科学研究层次不断发展，生物技术交叉融合不断突破，通过更加精密解析致病菌，开发合成更高级的抗菌药物，提升不同层级一线 / 二线 / 三线……抗生素。

这是一个全新竞赛的赛跑，而对手恰恰是人类自己。

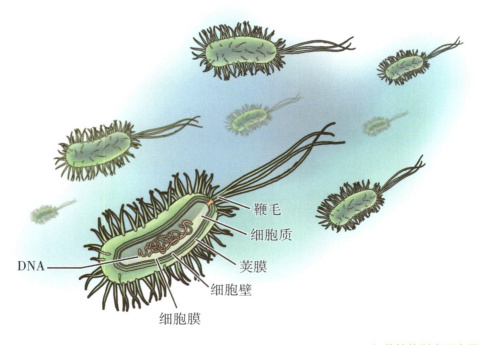

细菌结构形态示意图

病毒性感冒则由感冒病毒引起，如鼻病毒、腺病毒、冠状病毒、合胞病毒等，一般病毒性感冒患者通过自身免疫力自愈，免疫细胞通过对病毒的识别和反击，在体内构筑起免疫系统防线，产生病毒中和抗体和杀伤性细胞，维护身体健康。

3. 病毒性感冒

普通感冒，除了细菌进入人体干的"好事"，还有"不怀好意"的病毒也出现在犯罪现场。

鼻病毒是引起普通感冒的主要病原体，1956 年，科学家通过组织培养等方法从呼吸道感染患者的标本中分离获得。目前，人类已经鉴定出超过 120 种鼻病毒，该病毒是引起急性呼吸道疾病的主要病原体，近半数的急性呼吸道疾病感染是由鼻病毒感染所引起。

这种病毒一年四季都很活跃，通过空气飞沫和直接接触传播，通常引起普通人群感冒等上呼吸道感染，在婴幼儿和慢性呼吸道疾病患者中，还可引起支气管炎和支气管肺炎。

腺病毒能引起咳嗽、鼻塞和咽炎等呼吸道感染，自 1953 年从人的增殖腺分离出来，已陆续发现了 100 多种病毒型，人体腺病毒已知有 52 种，能够感染呼吸道、胃肠道、尿道和肝脏等器官。

腺病毒感染主要在冬春季流行，主要通过呼吸道飞沫、眼分泌物，经呼吸道或接触传播，肠道感染主要通过消化道传播，引起急性发热性咽喉炎、结膜炎、急性呼吸道疾病"军团症"以及儿童肺炎等。

冠状病毒引起的人类疾病主要是呼吸系统感染，最初在 1937 年从鸡身上分离出来。第一株人类冠状病毒在 1965 年分离出，病毒外膜上有明显的冠状突起。2002 年引起全球"非典"（萨斯，SARS）的就是萨斯冠状病毒。2012 年在沙特被发现引起中东呼吸综合征（莫斯，MERS）的是新型莫斯冠状病毒。

冠状病毒感染高峰在秋冬和早春，通过呼吸道分泌物和接触传染，并通过空气飞沫传播，冠状病毒是成人普通感冒的主要病原之一，在儿童可以引起上呼吸道感染，以及人类重急性呼吸系统综合征。

呼吸道合胞病毒是引起小儿病毒性肺炎最常见的病原，可引起间质性肺炎及毛细支气管炎，该病经空气飞沫和密切接触传播。近年来，合胞病毒肺炎及毛细支气管炎高发，其症状与轻流感病毒肺炎相似。

不同地区冬春或春夏呼吸道合胞病毒的传染性很强，一般儿童及成人上呼吸道感染，继发再发合胞病毒感染率普遍较高。

我们来举一个例子，说明人体感染病毒后，是如何通过自身免疫系统消灭和打败病毒的。

腺病毒是没有囊膜，直径为 70 ~ 90 纳米的颗粒，由 252 个壳粒呈二十面体排列构成，蛋白质衣壳里是线状双链 DNA 分子，基因组长度 26 ~ 48 千碱基对，人体能够对腺病毒感染产生有效的免疫力。

通常，疫苗是通过减毒的病原体，或者基因工程表达的病原体抗原，诱导免疫系统产生特异性保护性中和抗体，因此，疫苗具有两个方面的基本要求：对被免疫机体的安全性，以及刺激机体产生免疫反应的能力。

腺病毒本身就是一种外源性的病原，能够引起人体呼吸道感染性疾病，通常人体自身免疫系统将启动保护机制，产生体液免疫和细胞免疫反应，将自然的活病毒消灭并产生免疫力，而这种免疫力也将因为记忆细胞的功能，在人体内产生保护性的中和抗体，不同血清型的腺病毒将产生不同的抗体，所以，我们健康人的体内也具有很多型腺病毒的保护抗体。

由于这一类的病毒性普通感冒，包括了鼻腔、咽或喉部急性炎症的上呼吸道感染，在一般情况下，因病毒类型繁多，且明确类型对治疗无明显帮助，一般无须明确病原学检查，根据病史、流行病学的临床症状体征，结合人周围血象和胸部影像学检查可做诊断，所以，对这一类疾病的治疗，主要是休息恢复、增强体质，驱热镇痛、缓解症状等。

普通感冒病情较轻、病程短、为自限性疾病，多数患者预后良好。从宋代的"感风簿"到清朝的"感冒假"，都把这一类病作为请假借口来看，确实不失为一个非常合适的理由。如果换个请假的说法改成"伤寒重症"，恐怕就算不招来御医亲自验明真伪，非在床上躺十天半个月的，也是出不了门的吧。

细菌、病毒引起的普通感冒，人类可以通过抗生素和自身免疫系统防治，是抓住了细菌细胞壁的"弱点"和拥有免疫细胞的"防御"，如果遭遇的敌人隐藏了弱点，且拥有更好的进攻武器，接下来又将如何来应对。

还可能遭遇到更凶狠的敌人吗？

第六章

魔鬼

人类 流感病毒引起高热、全身疼痛、显著乏力和急性呼吸道症状的流行性感冒，一般的高发季为冬春季节，传染性大，传播迅速，极易发生大范围流行，所引起肺炎等并发症和死亡的现象非常严重。

1. 流感病毒

1658 年，流行性感冒造成意大利威尼斯城 6 万人死亡，这次疾病的暴发异常地凶悍，并蔓延到欧洲大陆和隔海的英国，当时的人们认为这是上帝的惩罚，是占星术中魔鬼带来的厄运所致，将这种病命名为"Influenza"，先自意大利语"影响"之意，分解为"in"+"flu"+"enza"，即"引入"+"流行"+"疾病"，在人体内部引起的流行性疾病，后专指流感。

1742—1743 年，流感引起的疾病涉及东欧人口 90%；

1837 年，欧洲暴发严重流感，柏林的流感死亡人口超过了出生人口，巴塞罗那的所有公共活动全部停止；

1889—1894 年，流感在西欧暴发，全球约 100 万人口死亡；

1918 年，全球大流感，估计超过 1 亿人口死亡；

1957 年，亚洲流感来袭，涉及 200 万人口；

1968 年，中国香港流感暴发并传播至欧美，美国 3 万多人口死亡；

1977 年，俄罗斯流感在苏联出现；

1999 年，亚欧美洲同时暴发，在法国发生严重流感；

2009 年，美洲流感暴发，全球约 2 万人口死亡。

流行性感冒，简称流感，是流感病毒引起的一种传染性强、传播速度快的急性呼吸道感染疾病，通过空气中的飞沫、人与人之间的接触或者物品接触传播。

流感病毒对热、紫外线、干燥以及大多数化学消毒剂敏感，实验证明，在 pH 值为 2 的酸性环境中，或者加热至 56℃，以及浓度 70% 的酒精溶液，30 分钟即可使其失去感染性，在 5g/L 碘伏的作用下，15 秒即可将病毒完全灭活。

流感病毒主要通过空气中的飞沫或气溶胶，入侵人体的呼吸道黏膜，穿透呼吸道表面的黏液层，并进入表面上皮细胞等宿主细胞，然后，在宿主细胞中快速复制，一般周期为 6 个小时，被感染的细胞就释放出下一代病毒粒子，同时，病毒复制过程中产生毒素蛋白，促进这一周期的进程，加快入侵的效率。

人肺中大约有 3 亿个肺泡，主要是进行人体血液与吸入空气的气体交换功能，所有肺泡的总吸收面积约 100 平方米，在静止状态下换气率为 6 升 / 分钟，与此同时，病毒以及其他外来颗粒由此进入肺部。

大的颗粒物质被阻挡在上呼吸道，而太小的颗粒物质则不能被吸收，只有直径大小位于 1 ~ 4 微米的颗粒才能进入气管和肺泡，流感病毒的气溶胶颗粒，可大可小刚刚好，又在这个区间范围内，一部分"敌特"分子偷袭进入。

病毒入侵细胞以后，产生复杂的细胞病变效应，致使宿主细胞蛋白质下降，引起细胞损伤或细胞凋亡。正常的细胞凋亡是人体新陈代谢的生理活动，而病毒引起的细胞凋亡则会破坏人体细胞功能，甚至影响到组织器官发生病变，严重时机体功能衰竭而死亡。

人被流感病毒感染以后，宿主细胞主要集中于呼吸道黏液层、消化层以及内皮层，还存在于心肌和脑。在鼻腔分泌物中，病毒含量达到每毫升数百万颗粒，由此推算，每 1 微升气溶胶中包含的流感病毒颗粒就可达 1000 以上；通常，流感病毒感染人体的剂量为 100 ~ 1000 病毒颗粒；所以，还是那句话："挡一挡总是好的"。

今日之世界，大陆已经不再为海洋所分割，人类已经不再因崇山而阻隔，相距不过飞机 3 天的航行；你在南方的艳阳里，我在北方的寒夜里，相隔不过 1 天的时间；病毒在宿主细胞中复制一个周期，再从人体中释放到环境中，相离也不过 6 个小时。流感的潜伏期一般为 1 ~ 7 天，大多数情况下为 2 ~ 4 天。

意味着：流行性感冒，这是一个全球性的问题。

流感 病毒的囊膜有两种非常重要的糖蛋白：血凝素（HA）和神经氨酸酶（NA），一般流感病毒表面会分布有 500 个血凝素刺突和 100 个神经氨酸酶刺突。根据流感病毒中 HA 和 NA 的抗原性，将此作为甲型流感病毒分型的依据，如 H1N1 等。

2. 流感家族

根据流感的感染对象，可以将其分为人类流感病毒、猪流感病毒、马流感病毒和禽流感病毒等，而基于流感本身的核蛋白抗原性则将其分为四类：

甲型流感病毒（Influenza A Virus），又称 A 型流感病毒；

乙型流感病毒（Influenza B Virus），又称 B 型流感病毒；

丙型流感病毒（Influenza C Virus），又称 C 型流感病毒；

丁型流感病毒（Influenza D Virus），又称 D 型流感病毒。

甲型流感病毒在 1931 年（猪）和 1933 年（人）被分离，容易发生突变，可以感染人和多种动物，也是人类流感的主要病原体；乙型流感病毒在 1940 年被分离，引起季节性和区域性的人感染；丙型流感病毒在 1947 年被分离，可引起人体上呼吸道感染；丁型流感在 2011 年被分离出来，主要感染的宿主动物是牛和猪，还没有感染人的证据，并在 2016 年被正式命名。

"四大天王"纷纷亮相登场，大家可能还在纳闷，流感不都是以"HxNy"

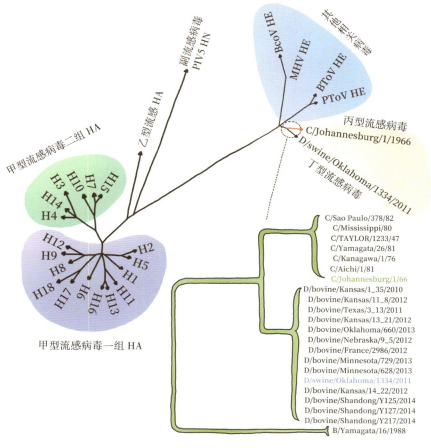

甲型流感病毒二组 HA

乙型流感病毒 HA

副流感病毒 PIV 5 HN

BcoV HE

MHV HE

其他冠状病毒

BToV HE

PToV HE

丙型流感病毒
C/Johannesburg/1/1966

D/swine/Oklahoma/1334/2011
丁型流感病毒

H3 H10
H7 H15
H14
H4

甲型流感病毒一组 HA

H12
H9
H8
H18 H17 9H 91H H13 H11
H2
H5
H1

C/Sao Paulo/378/82
C/Mississippi/80
C/TAYLOR/1233/47
C/Yamagata/26/81
C/Kanagawa/1/76
C/Aichi/1/81
C/Johannesburg/1/66
D/bovine/Kansas/1_35/2010
D/bovine/Kansas/11_8/2012
D/bovine/Texas/3_13/2011
D/bovine/Kansas/13_21/2012
D/bovine/Oklahoma/660/2013
D/bovine/Nebraska/9_5/2012
D/bovine/France/2986/2012
D/bovine/Minnesota/729/2013
D/bovine/Minnesota/628/2013
D/swine/Oklahoma/1334/2011
D/bovine/Kansas/14_22/2012
D/bovine/Shandong/Y125/2014
D/bovine/Shandong/Y127/2014
D/bovine/Shandong/Y217/2014
B/Yamagata/16/1988

流感病毒分型：甲（A）、乙（B）、丙（C）、丁（D）

这样的字样现身，不明只觉在缥缈云里雾里。其实，在甲型流感病毒中，根据病毒表面结构蛋白血凝素（HA）和神经氨酸酶（又称神经氨酸苷酶，NA）抗原性的差异，又分为不同的亚型，至今，人类已经发现了 18 种 HA 亚型以及 11 种 NA 亚型。其中两种 HA（H17/18）和 NA（N10/11）是在蝙蝠中发现了基因，还没有分离到病毒，也没有证据表明其基因片段能与其他甲型流感病毒重配。

在流感病毒的 18 个 HA 亚型中，又包括两个组（Group），分别为流感一组（Group1#）：H1、H2、H5、H6、H8、H9、H11、H12、H13、H16、H17 和 H18，和流感二组（Group2#）：H3、H4、H7、H10、H14 和 H15。

世界卫生组织对流感病毒的命名原则是：

- 按照病毒类型分为 A、B、C、D，在中国是甲、乙、丙、丁；
- 如果是人流感病毒，无须标出宿主名称，如是其他动物流感病毒，则需标出宿主名称；
- 流感病毒被分离的地点名称（如，山形和维多利亚）；
- 实验室病毒分离序号；
- 病毒被分离的年代；
- 禽流感病毒还须标注 HA 和 NA 的亚型。

甲型流感可以感染人和哺乳动物以及禽类，H1N1、H2N2、H3N2 亚型主要感染人类，其他亚型主要是感染禽类、猪、马以及水生哺乳动物。在禽流感病毒中能够感染人类的亚型有 H5N1、H7N1、H7N2、H7N4、H7N9、H9N2、H10N8 等 12 种。

在甲型流感病毒感染的动物宿主中，禽类只感染甲型流感病毒，目前已经分离到禽流感病毒的 16 种 HA 亚型和 9 种 NA 亚型，典型的有 H5N2、H7N7 等禽流感病毒；在蝙蝠体内主要分离到流感病毒的 H17、H18 和 N10、N11 亚型；猪流感病毒主要为 H1N1 亚型；马流感病毒目前发现的有 H7N7 和 H3N8 亚型；从犬类分离发现的流感病毒为 H1N1、H3N2、H3N8 和 H5N1 亚型；此外，猫和老鼠也会感染和携带病毒。

乙型流感病毒主要在人群中流行，没有亚型分类，三个分支分别是李系、山形系和维多利亚系，其流行规模比甲型流感病毒要小。丙型流感病毒很少在人群中流行，可以引起人类感染，在猪体内分离出病毒。丁型流感病毒是近年来从动物体内分离和发现的。

所以，大家明白了，其实"四大天王"中甲型流感病毒是"中央军"，身兼 HA 系统和 NA 系统的"王牌师"：H1N1、H2N2、H3N2。

H1N1 流感病毒

H1N1 流感病毒是人类最易感染的流感病毒之一，由于 H1N1 既能够感染禽和猪又能够感染人，通过研究发现，猪是人流感病毒和禽流感病毒的中间宿主（或称贮存宿主），并且是病毒间基因重配的重要策源地（"混合器"）。

H1N1 病毒是 1918 年世界大流感的病原，2009 年，H1N1 病毒在北美暴发并波及全球，世界卫生组织将此次疫情上升至最高等级 6 级，流行范围涵盖了213 个国家，全球共导致近 2 万人死亡，似乎"西班牙小姐"又回来了。

H1N1 病毒感染最显著的特征就是突然发生和迅速传播，在 2009 年暴发的这一次流感疫情中，十多天时间内蔓延至世界四大洲 23 个国家和地区，确诊死亡的人年龄主要是 25 ～ 45 岁的年轻人，并出现症状危重的多重病患者和死亡病例，患者在感染后潜伏期隐性感染率高。这个病毒目前每年仍在人群中流行。

H2N2 流感病毒

在 1918 年大流感过后，流感在近 40 年时间里，呈现出局部区域性流行且毒力也相对较弱的状态。1957 年，号称"亚洲流感"又是一波强势来袭，最初2 ～ 4 月，在中国的云贵地区，随之又传播到全国各省份以及香港、台湾地区。5 月，在新加坡、日本也发现了流感疫情。6 月，流感已经蔓延到了亚洲西南部、大洋洲、欧洲和北美。7 ～ 8 月，非洲、南美、太平洋群岛和加勒比海等全球多地区均暴发流感疫情。

这一次袭击人类的病毒是：H2N2。人和禽类是 H2N2 流感病毒的主要宿主，这一次流感暴发的特点是发病率高、致死率高。资料显示，这一次流感高峰期的发病率超过 50%，主要易感者的年龄在 5 ～ 19 岁，共造成数百万人死亡。

H2N2 流感病毒引起典型呼吸系统疾病的临床症状，导致死亡的最常见并发症是病毒性肺炎。尽管"亚洲流感"暴发后，H2N2 流感病毒在人群中没有再发生，然而禽类和野鸟中仍然可以分离出这一亚型，为其向人类扩散提供了可能性。

H3N2 流感病毒

中国香港，成了这一次流感暴发的中心，所以又叫"香港流感"。1968 年，H3N2 流感病毒在中国南部和香港开始，向东南亚发展并造成了人类全球范围第三次流感，7 月开始，从中国香港传入新加坡、泰国、日本、印度和澳大利亚，秋季到达欧洲后，在年底入侵美洲；到了 1969 年，又传至南美和南非；一直持续到 1970 年出现第二次高峰，在南方夏季和北方冬季流行。美国因这次流感死亡的人数 3.4 万，全球死亡人数为 75 万。

H3N2 流感病毒至今仍是人群感染的主要亚型，人是主要感染宿主，一般导致急性呼吸道传染病，重者会继发肺炎和呼吸衰竭、甚至死亡；这一亚型病毒发病快、发病率高、传染性强、流行广，各年龄段人群均易感，老人、儿童、身体虚弱者更容易发病，隐性感染者为主要传染源。

由于通过多种动物的呼吸道传播，猪、禽类和人都能够作为 H3N2 流感病毒的宿主，提高了病毒基因重配的风险，患者又多表现出普通流行性感冒的症状，因此，这一类病毒也是人类需要警惕的危险角色。

意味着：流行性感冒，这是一个宿主与病毒的问题。

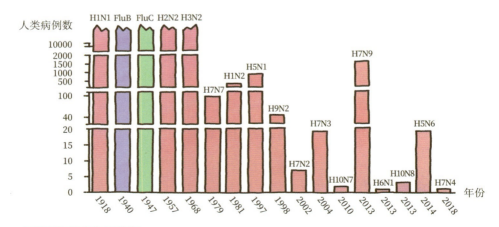

人感染流感病毒年份表

无形 的流感病毒是引起流行感冒的元凶，可以通过空气飞沫或接触感染而传播，病毒颗粒主要呈球形，直径在 80 ～ 120 纳米，病毒结构自外而内可分为囊膜、基质蛋白以及核心三个部分，其核心包裹单股负链 RNA 遗传物质。

3. 流感粒子

核心

流感病毒的核心包含了病毒的遗传物质以及复制遗传信息所必需的蛋白质酶。

流感病毒的遗传物质是单股负链 RNA（ss-RNA），ss-RNA 与核蛋白相结合，缠绕成核糖核蛋白复合体（Ribonucleoprotein Complex，RNP），以密度极高的形式存在，除了核糖核蛋白复合体，还有负责 RNA 转录的 RNA 聚合酶。

流感病毒的 RNA 主要由 8 个节段组成（甲型流感病毒和乙型流感病毒），第 1、第 2、第 3 个节段编码的是 RNA 聚合酶，第 4 个节段编码血凝素；第 5 个节段编码核蛋白，第 6 个节段编码神经氨酸酶；第 7 个节段编码基质蛋白，第 8 个节段编码的是一种能起到拼接 RNA 功能的非结构蛋白（丙型和丁型流感病毒由 7 个节段组成，血凝素 / 神经氨酸酶基因"合二为一"）。

核蛋白是由第 5 个节段编码的结构蛋白，在病毒基因组的转录和复制过程中发挥重要作用，并形成病毒的核衣壳；核蛋白基因在所有基因中最保守，根据其特异型抗原不同，作为病毒各型的分类标准。

流感病毒聚合酶（Polymerase）是由 3 节 RNA 编码的三种蛋白质组成：

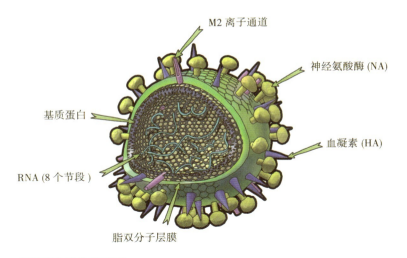

M2 离子通道

神经氨酸酶 (NA)

基质蛋白

血凝素 (HA)

RNA (8 个节段)

脂双分子层膜

流感病毒结构模型图

PA、PB1、PB2，发挥基因复制酶的功能；组成这三种蛋白质的氨基酸都具有亲核性，以便顺利进入细胞核，在细胞内合成病毒遗传信息物质。

基质蛋白

基质蛋白（Matrix Protein，M）构成了病毒的外壳骨架，包括结构蛋白（M1）和膜蛋白（M2），结构蛋白与病毒最外层的囊膜紧密结合，保护病毒核心并维系病毒空间结构，膜蛋白具有离子通道和调节膜内 pH 值的作用。

当流感病毒在宿主细胞内完成繁殖之后，结构蛋白分布在宿主细胞膜内壁上，成型的病毒核衣壳能够识别结构蛋白的部位，并在宿主细胞膜上与之结合形成病毒颗粒，以出芽的形式突出释放成熟病毒粒子。

囊膜

流感病毒囊膜是包裹在基质蛋白之外的一层磷脂双分子层膜，来源于宿主细胞膜，成熟的流感病毒从宿主细胞中释放，将宿主的细胞膜包裹在病毒粒子外，然后脱离细胞去感染下一个细胞宿主。

在这个囊膜中，除了磷脂分子外，还有两种非常重要的糖蛋白：血凝素和神经氨酸酶。在流感病毒的核蛋白根据其抗原性定义了流感分型后，再按照甲型流感病毒中血凝素和神经氨酸酶的抗原性来定义病毒的亚型。

血凝素（HA）

流感病毒血凝素呈柱状，能与人、鸟、猪豚鼠等动物红细胞表面的受体结合而引起凝血，故而被称作血凝素。血凝素蛋白水解后分为轻链和重链两部分，后者可以与宿主细胞膜上的唾液酸受体相结合，前者则可以协助病毒囊膜与宿主细胞膜相互融合，在病毒导入宿主细胞的过程中扮演了重要角色。血凝素具有免疫原性，抗血凝素抗体具有中和流感病毒的功能，可设计作为重要的抗病毒疫苗成分。

神经氨酸酶（NA）

流感病毒神经氨酸酶是一个呈蘑菇状的四聚体糖蛋白，具有水解唾液酸的活性。当成熟的流感病毒准备离开宿主细胞时，病毒表面的血凝素会经由唾液酸受体与宿主细胞膜保持联系，需要由神经氨酸酶将唾液酸水解，切断病毒与宿主细胞的连接，使其能顺利从宿主细胞中释放，继续感染下一个宿主细胞。神经氨酸酶故而成为流感治疗药物的靶点，可针对此蛋白酶设计抗流感药物。

流感病毒全副武装，拉开架势准备进攻人类，在这微观世界的 6 个小时里，究竟发生了怎样的时空风暴：

流感病毒通过血凝素与细胞糖蛋白或糖脂上的唾液酸结合，从而使流感病毒结合到细胞的表面，由于含糖类物质的唾液酸存在于生物体的多种细胞中，而血凝素又具有唾液酸结合能力，因此，病毒可感染生物体内多种类型的细胞。

病毒吸附细胞后，细胞膜蛋白受体将介导病毒内吞，病毒与内吞体融合形成吞噬体，病毒物质随着吞噬体内 pH 值的逐步降低而释放，当 pH 值降到一定程度时，M2 蛋白质发挥活性，终止 pH 值下降，并使血凝素 HA 发挥作用。

血凝素与内吞体膜融合，并将核糖核蛋白复合体释放到细胞质中，病毒颗粒内蛋白质发生解离，核糖核蛋白复合体从病毒中解离完成脱壳过程，这一过程大约只需 20 ~ 30 分钟。

核糖核蛋白复合体被转运至细胞核，在细胞核中，聚合酶与病毒 RNA 结合，病毒 RNA 转录产物以 mRNA 形式存在，并与核蛋白限制性结合，两者再被转运至细胞质，在核糖体上合成病毒蛋白质。

新合成的病毒蛋白质被转运至细胞核，与病毒 RNA 结合形成核糖核蛋白复合体，还有一部分病毒蛋白质，经内质网和高尔基体加工而糖基化，这些修饰过的蛋白转运至细胞膜，达到一定浓度后，病毒蛋白质聚合浓缩形成病毒颗粒，在细胞膜上经神经氨酸酶活性作用而释放。

从病毒进入细胞到产生新的病毒颗粒，流感病毒一路辗转腾挪，在人类细胞"出将""入相"的大戏中，上演了一幕幕生命的精彩瞬间。

流感病毒本质的真相已经呈现在我们面前，这上一章与这一章都留下了问题：

问题一：普通感冒病毒为什么举例选择腺病毒?

问题二：流行感冒病毒 HA 和 NA 为什么会变化?

欲知后事如何，且看下回分解。

我们未知的敌人在哪里?

第七章

变异

根据病毒宿主细胞的不同，又可被分类为人流感病毒和禽流感病毒，病毒表面的抗原犹如"钥匙"，细胞宿主的受体则犹如"锁"，不同的蛋白质的空间结构和理化性质，决定了"锁"与"钥匙"的特质，即病毒感染宿主的种属。

1. 禽流感

中国古典四大名著《西游记》中，集天地精华化身的石猴孙悟空，在花果山水帘洞自立为王，大闹东海抢得定海神针，直搅得天翻地覆惊动天庭，玉皇大帝本欲布下天罗地网，派出十万天兵天将捉拿妖猴，太白金星进言献策，招安石猴天庭为官，上安天宫下息兵灾，册封"弼马温"。

弼马温，是避马瘟的谐音。在马厩之中养猴子，这样能更有效地避开马的瘟疫，所以猴子便有了弼马温之称。想必这才引起了齐天大圣大闹天宫，美猴王被压五行山下五百年，孙悟空修成正果封斗战神佛。

马瘟、猪瘟、鸡瘟……都是对未知动物疾病的统称。

1878 年，爱德瓦多·裴隆西托（Edoardo Perroncito）最先在文献中描述了高致病性禽流感。在意大利都灵（Turin）饲养的家禽起先出现了温和的临床症状，随后不久高病原性症状出现，之后该地区的家禽全部死亡，被认为是一种毁灭性禽类疾病。1901 年，琴坦尼（Centanni）和萨沃努奇（Savonuzzi）确定该病是由一种病毒引起的，直到 1955 年才被鉴定为流感病毒。

鸡瘟（Fowl Plague），在 1925 年，博德特（Beaudette）仍用瘟疫来命名这一疾病。直到 1981 年，在国际第一届禽流感主题会议上，才将鸡瘟一词改为

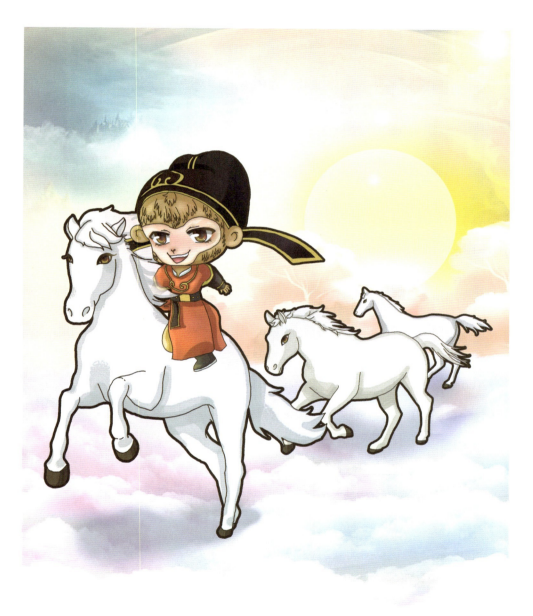

弼马温：趋避马瘟之意

高致病性禽流感（Highly Pathogenic Avian Influenza，HPAI）。

禽流感（Avian Influenza，AI），是由禽流感病毒（Avian Influenza Virus，AIV）引起的一种感染或疾病综合征，对鸡、火鸡等可能引起恶性传染和急速死亡，家禽感染禽流感病毒后，可导致严重的传染性疾病，感染禽类死亡率可达 100%。

1894 年，意大利北部暴发了一次严重的高致病性禽流感，通过鸡在欧洲扩散，波及奥地利、德国、法国、丹麦、捷克斯洛伐克和波兰等地，并在随后的 40 年间一直在意大利境内流行。

1901 年，在德国布伦瑞克（Braunschweig）举办禽类博览会期间，全国境内普遍发生高致病性禽流感疫情。

1922 年，英国也发现了高致病性禽流感流行，并在 1929 年再次暴发。

1924 年，美国纽约、费城、新泽西等地发现高致病性禽流感，1925 年疫情蔓延至弗吉尼亚、伊利诺伊、密歇根等地区，1929 年在新泽西又再次出现。

1961 年，南非数千只海鸥死于禽流感病毒。

1983 年，爱尔兰暴发禽流感导致扑杀 3 万只鸡，27 万只鸭；同年，美国也发生了禽流感疫情，1700 万只家禽被扑杀。

1995 年，墨西哥暴发禽流感，共有 11 个州的禽类被感染；同年，巴基斯坦因高致病性禽流感造成 320 万家禽被扑杀。

1999 年，意大利再次暴发高致病性禽流感，疫情一直持续到第二年，致死和扑杀的禽类达 1300 万只。

2003 年，荷兰暴发高致病性禽流感疫情，并扩散至比利时和德国，致死和扑杀的家禽达到 3000 多万只。

2005 年，在中国青海湖有超过 6000 只野生候鸟死亡，包括斑头雁、鸥、麻鸭、鸬鹚等，也是全球性第一次禽流感感染候鸟导致的规模性死亡。

在世界范围内，有记载发生的高致病性禽流感共计 30 多次，其中，H5N1 高致病性禽流感自 1996 年以来，引起了亚洲、欧洲、非洲共 63 个国家，包括 2005 年中国青海湖候鸟的严重流感疫情，2.5 亿只禽类被感染。高致病性禽流感的流行，不但造成了家禽饲养者的巨大损失，国家也需投入巨额经费用于扑杀和公共卫生。

在 2013 年，这是一个让人费解的年份，也是一个令鸟惊慌的年份。

中国出现了人的新型 H7N9 流感病毒。自 2 月 19 日，上海第一例人的 H7N9 亚型流感开始，到了 4 月底，感染人数显著增加，共有 125 例确诊病例，主要分布于华东地区的江苏、浙江和上海。在 2013 年秋季，又暴发了第二波疫情，截至 2014 年 5 月 6 日，确诊的 H7N9 病例共有 440 例，其中死亡病例 122 人。之后，病毒又在全国各地传播，造成 1500 多个人类病例和多例死亡。

人感染 H7N9 流感是一种新型的急性呼吸道传染性疾病，主要通过与禽类接触传播，潜伏期一般在 7 天以内，表现为急性发热、咳嗽等症状，并迅速造成急性呼吸窘迫综合征表现、重症肺炎等，病情严重会致人死亡。

综合疾病临床表现、实验室病理结果、流行病学资料等，通过从患者临床样本检测分析发现，HA 为甲型流感 H7 亚型，NA 为甲型流感 N9 亚型，确定引起这次人流感疫情的病毒是一种新型 H7N9 甲型流感病毒：H7N9 低致病性禽流感病毒（Low Pathogenic Avian Influenza Virus，LPAIV）。

但是，好景不长，2016 年夏季开始，H7 基因发生突变，变成了 H7N9 高致病性禽流感病毒（Highly Pathogenic Avian Influenza Virus，HPAIV），并在 2017 年初发生感染人事件。值得注意的是，禽流感病毒之高致病性与低致病性，体现在病毒对鸡的致病力上，这两种病毒对人均致病。

H7N9 流感是一个预警信号，新的流感病毒亚型传播的致病，严重威胁到人类健康。并且病毒变异可能导致新流感疫情发生，或引发世界范围内传染病的大流行。

禽流感病毒？还是人流感病毒？这是一个问题。

为什 么 H7N9 病毒可以通过禽类传播给人类，科学家通过探寻"方寸"之间的奥秘，解开了令人费解的病毒变异难题，禽类间的流感病毒基因片段重配突变，形成了新的 H7N9 流感病毒，突破了宿主细胞的"锁"的屏蔽，演化的病毒"钥匙"打开了宿主细胞的大门。

2. 跨种传播

再扑朔迷离的身世，不一定有原点，也总有一个起点。比如大闹天宫的孙悟空，至少也知道他是从东海边石头里蹦出来的。对于 H7N9 病毒，不去追究病毒的起源问题，至少也能够发现 H7 和 N9 的来源。

H7N9 病毒的全基因组里面蕴含了遗传信息，科学家发现，病毒的 HA 基因与从长江地区三角洲鸭子体内分离出来的 A/duck/Zhejiang/12/2011（H7）高度相似；病毒的 NA 基因与从东北亚迁徙鸟类体内分离出来的 A/wild bird/korea/A14/2011（N9）高度同源，是一种新型重配的流感病毒。

流感病毒又是如何发生重配，从鸭和鸡的病毒宿主，跨种传播到人的呢？

长期以来，猪被普遍认为是病毒重配的"混合器"，人类病毒和禽类病毒可以在猪体内共存，随着细胞生命周期的进程，病毒之间会发生基因组片段重配和演化，从而可能产生新的人类流感病毒。而对 H7N9 病毒的溯源研究发现，病毒可能直接从鸡体内发生重配，获得了感染人类的能力，直接演化成了新型的流感病毒。

如此说来，流感病毒跨种传播的蛋白质物质基础又发生了什么变化呢？

H7N9 病毒属于甲型流感病毒,具有典型的甲型流感病毒结构与特征,流感病毒感染进入宿主,需要首先吸附在细胞上,通过血凝素与细胞受体蛋白结合,来介导病毒进入细胞,而这个"入侵"的过程,就决定了不同物种间的病毒种属,流感病毒识别细胞的"钥匙"和"锁"。

禽流感 HA 蛋白质的主要细胞受体是 α-2,3-半乳糖苷唾液酸,人流感 HA 蛋白质的主要细胞受体是 α-2,6-半乳糖苷唾液酸,一把"钥匙"开一把"锁",病毒一般由上呼吸道入侵,进入下呼吸道甚至肺部。

人的上呼吸道中主要是 α-2,6-半乳糖苷唾液酸受体,下呼吸道中存在与家禽呼吸道类似的 α-2,3-半乳糖苷唾液酸,在通常情况下,禽流感病毒不易深入人的下呼吸道,即使抵达了也会被组织黏液束缚住,难以脱身继续传播,如同陷入了"盘丝洞"。

基因重配形成的新型 H7N9 病毒,增强了血凝素与 α-2,6-半乳糖苷唾液酸受体结合,具有了"双受体结合"的特点,获得了感染人体上呼吸道细胞的功能,H7N9 病毒更趋向与禽类呼吸道的细胞受体结合,所以具备有限的人

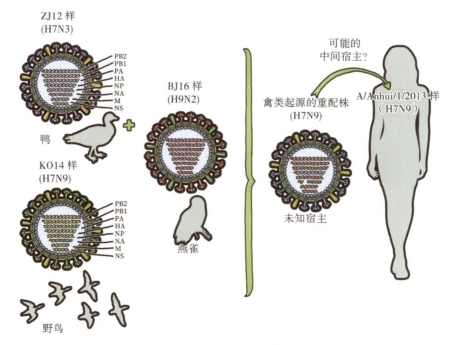

际传播能力。

流感病毒亚型多、基因易变、重配频繁，纵然没有"九九八十一般变化"，就目前甲型流感病毒已知的 18 种 HA 基因和 11 种 NA 基因，如果完全排列组合，就有 $18 \times 11 = 198$ 种病毒亚型（去除蝙蝠的两种，也有 $16 \times 9 = 144$ 种），不算上乙型、丙型、丁型，已然眼花缭乱。

流感病毒基因的变化，究竟为何如此频繁？

回顾病毒的性质，腺病毒是一种 DNA 病毒，流感病毒是一种 RNA 病毒。

根据"中心法则"基本原理，DNA 转录 RNA，RNA 编码蛋白质。

流感病毒属于单股负链 RNA 病毒，颗粒中的 ssRNA 病毒为负链 $[(-)$（ssRNA）]，病毒进入细胞后不能直接作为 mRNA，而是先以负链 RNA 为模板，通过转录酶转录出与负链 RNA 互补的 RNA，再以这个互补 RNA 作为 mRNA，翻译出遗传密码所决定的蛋白质。

简单一点讲：DNA 的双螺旋结构，使得双链的 DNA 更加稳定；相对，RNA 是单链的结构，比较 DNA 更加容易发生变异。

流感病毒变异主要是指抗原性变异，如甲型流感病毒通常为表面抗原血凝素和神经氨酸酶，由基因编码可发生改变的氨基酸组成，分为抗原转换（Antigenic Shift）和抗原漂移（Antigenic Drift）。

抗原转换

变异幅度大，属于质变，即病毒株表面抗原结构一种或两种发生变异，与前次流行株抗原相异，形成新的流感病毒亚型，抗原转换可能是血凝素抗原和神经氨酸酶抗原同时转换，也可能仅是血凝素或神经氨酸酶抗原其中一个变异，另一个抗原则不发生变化或仅发生小的变异。

由于人群缺少对变异病毒株的免疫力，从而引起流感大流行。甲型流感病毒是变异最为频繁的一个类型，每隔十几年就会发生一个抗原性大变异，产生一个新的毒株，比如人类四次流感大流行中的病毒亚型 H1N1、H2N2、H3N2 的变异。

抗原漂移

抗原性漂移指变异幅度小或连续变异，属于量变，即亚型内变异，在感染人类的三种流感病毒中，甲型流感病毒有着极强的变异性，乙型次之，而丙型流感病毒的抗原性相对稳定。

通常，这种变异是由病毒基因点突变和人群免疫力选择引起，流感病毒所引起的疾病流行是小规模的，乙型流感病毒的变异会产生新的毒株，但是新旧毒株之间存在交叉免疫，针对旧毒株的免疫反应对新毒株一般仍然有效。

人类的遗传物质基础是 DNA，而大部分病毒的遗传物质基础是 RNA。或许，DNA 有利于保持遗传信息的稳定性，RNA 则有利于改变遗传信息的高效性。

从大自然的观点看，似乎，都是演化的选择。

除了 H7N9 病毒，由病毒感染引起的人类疾病中有 60% 以上来自动物，来自蝙蝠携带的萨斯冠状病毒和莫斯冠状病毒，蚊虫滋生携带的黄病毒、寨卡病毒等，都有可能通过媒介生物传播感染人类。还自然以青山绿水，享健康以和谐生态。

3. 自然的边界

从演化的角度来看，人类的出现要远远晚于病毒，对病毒来讲，人类不过是在宿主的名单上多了一个选项，而对人类而言，病毒就是在生命的名单上多了一种已知。

到底是病毒袭击了人类，还是人类侵犯了病毒的领地？

埃博拉

1976 年，在非洲扎伊尔（现刚果民主共和国，DRC）的扬布库小镇，当地一所学校的校长因高热前往医院不治去世。不久，医院出现了大量出血热相似症状的病人，在很短的一段时间内便在沿埃博拉河 55 个村庄散播，共有 280 人丧命，病死率高达 88%。

世界卫生组织通过调查，发现导致这场灾难的是一种前所未见的病原——埃博拉病毒（Ebola Virus，EBOV），疫情在扎伊尔邻国苏丹和埃塞俄比亚暴发，这种疾病具有急性出血性、发病快、病死率高、传染迅速等特点，能置人于死地，很多人在发病三天内就失去生命，三个月共导致 602 人感染，431 人

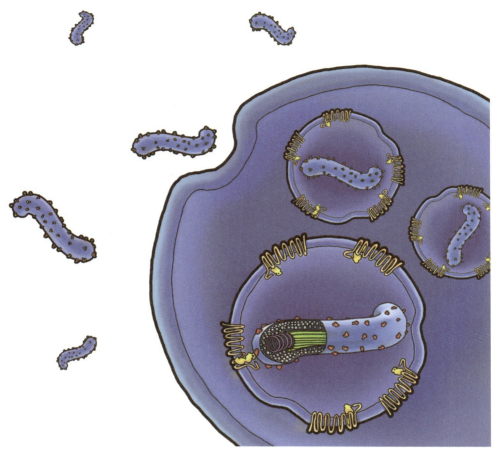

埃博拉病毒入侵细胞模式图

死亡，病死率高达 72%。

非洲的扎伊尔和苏丹几乎同时暴发该病毒疫情，并分别根据疫情暴发地点将其称为不同亚型，即扎伊尔型、苏丹型、雷斯顿型、塔伊森林型和本迪布焦型。雷斯顿型是唯一能够通过空气传播的埃博拉亚型病毒，限于感染人类以外的灵长类动物，其他 4 种都可以感染人类，最致命的是扎伊尔型，其病死率高达 90%。

1976—2013 年，世界卫生组织共报道了 1716 例埃博拉病毒感染确诊病例。2014 年 3 月起在西非出现的埃博拉疫情，是自发现埃博拉病毒以来发生的规模最大且最复杂的一次，出现病例和死亡人数超过了所有其他埃博拉疫情总和。

113

截至 2015 年 3 月 10 日，埃博拉疫情据统计已夺走全球 14000 人的生命，由于疫区医疗卫生系统的条件相对落后，仍有很大一部分的病例未能得到记录。

在黑猩猩、猴子等灵长类动物以及蝙蝠的体内，科学家们发现了埃博拉病毒的踪迹。病毒一般通过直接接触途径在动物与动物之间、动物与人之间或在人与人之间传播。埃博拉出血热主要以地方性流行的趋势发展，极少扩散至非洲以外的地区，然而，随着全球化进程不断加快，这一威胁会变得越来越严峻。

"非典"和"新非典"

2002 年，一种非典型性肺炎（即"非典"）在中国南方发生，次年，这种重症急性呼吸综合征（Severe Acute Respiratory Syndrome，SARS），即萨斯，在广东和北京也被发现，其后，"非典"以惊人的速度传播到澳大利亚、加拿大、美国等地，并向全球其他地方蔓延。

这种新的疾病首次在世界暴发，导致医务人员在内的众多患者死亡，突如其来的瘟疫让无数人产生了恐慌。

世界卫生组织在 2003 年 4 月 16 日正式宣布："非典"病原是一种新型重症急性呼吸综合征冠状病毒（也称萨斯冠状病毒）。截至 2003 年 8 月 7 日，全球累计"非典"涉及 32 个国家和地区，确诊病例共 8422 例，死亡 919 人；中国确诊病例 5327 例，死亡 349 人。

科学家发现，蝙蝠是萨斯样冠状病毒的自然宿主，萨斯冠状病毒的全部基因组组分都可以在蝙蝠的病毒基因库中找到，病毒之间可通过重组，产生萨斯冠状病毒的直接祖先，使其具有跨种传播至人群可能性。

2012 年，在沙特阿拉伯首次出现了中东呼吸综合征（Middle East Respiratory Syndrome，MERS，也称莫斯）患者，这又是一种由新型中东呼吸综合征冠状病毒（也称莫斯冠状病毒）引起的传染性呼吸疾病。

2015 年，莫斯在韩国突然暴发并快速传播，公众活动纷纷取消，2400 余所学校被迫停课，大约 16700 人被隔离。这次疫情共有 186 人感染，其

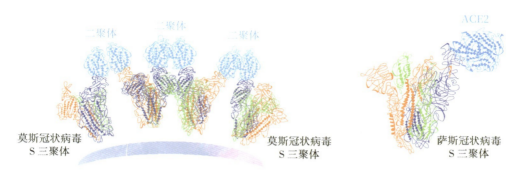

莫斯冠状病毒
S 三聚体

莫斯冠状病毒
S 三聚体

萨斯冠状病毒
S 三聚体

莫斯冠状病毒与萨斯冠状病毒虽同属冠状病毒，结合宿主细胞受体却不尽相同：CD26、ACE2

中 36 人死亡。此次莫斯疫情暴发后，1 名韩国莫斯患者入境中国，被及时发现后送入医院进行应急处置，患者被收入 ICU 负压病房隔离治疗，经过对患者进行急救医治、启动疾病监控和疫情排查、开展消毒隔离和防控预警等，莫斯入境警报被解除。

2018 年，韩国一个中东返回者再次感染莫斯，幸运的是这次没有在人群传播开来，为唯一一个输入病例。

20 世纪 60 年代，冠状病毒被分离出来，被证明可以感染人、狗、鸡等生物的呼吸系统，莫斯冠状病毒是第 6 种已被发现的人类冠状病毒，与萨斯冠状病毒的遗传信息相似，被称为"新非典"。

一千多年以来，骆驼被中东居民当作食物和皮制衣物的主要来源，更是重要的运载工具而被称作"沙漠之舟"。研究发现，蝙蝠是莫斯冠状病毒的自然宿主，通过单峰骆驼作为中间宿主将病毒感染传播给人类。

赛卡

1947 年，人类首次发现赛卡病毒（Zika Virus，ZIKV），科学家在乌干达草丛中抓了一些猴子准备用于研究黄热病，忽然，其中一只出现发热症状，就是从这只猴子体内最初分离出赛卡病毒，于是就用乌干达语"草丛"将其命名"zika"。

2015 年以来开始于智利、巴西等国家的赛卡病毒疫情在美洲地区迅速传播、蔓延，感染者数量在以史无前例的速度增高，短短半年时间，小头症新生儿的出生上报超过 4000 例，引起全球高度关注。

2016 年 2 月 1 日，世界卫生组织召开紧急会议，宣布寨卡病毒暴发引起的"小头症"和传播已成为全球紧急公共卫生事件。寨卡病毒感染者中，约有 20% 的人会表现轻微症状，如发热、皮疹、关节疼痛和结膜炎等，症状通常不到一周即可消失。然而，如果孕妇感染，可能会导致新生儿小头症甚至死亡，研究证实，寨卡病毒感染可以直接导致婴儿小头畸形的发生。

寨卡病毒是一种通过蚊虫进行传播的虫媒病毒，主要在野生灵长类动物和栖息在树上的蚊子，如非洲伊蚊中循环，该病毒活动一直比较隐匿，仅在赤道周围的亚洲、非洲、美洲以及太平洋地区存在感染散发病例，而在最近暴发的疫情中，已有 69 个国家和地区报告蚊媒传播寨卡病毒。2018 年，美国、法国、德国、新西兰等 11 个国家均发现了寨卡病毒人际传播的证据。

伊蚊还传播黄病毒科中的另外三种病毒，包括登革病毒、基孔肯雅病毒和黄热病毒，也主要在热带和亚热带地区流行。黄热病毒也是首个被发现的人类病毒，由于黄热病的死亡率高及传染性强，至今，仍被列为世界卫生组织规定为检疫传染病之一。

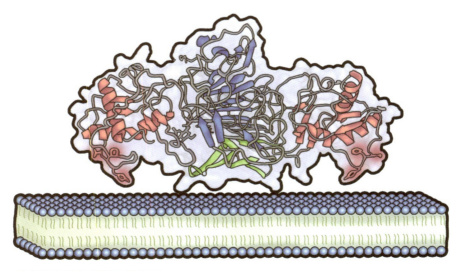

寨卡病毒 NS1 膜结合示意图

无论是猩猩、猴子、蝙蝠、骆驼还是蚊子，都是大自然生命系统的有机组成元素，人类不可能独自生存于地球之上，病毒变异是为了更好地适应宿主，细胞产生获得性免疫也是为了更好地保护机体，生物演化是为了更好地适应环境。

　　在人类改造大自然的进程中，我们的认知越大越深入，就会发现未知的世界更大更复杂，"形而上者谓之道，形而下者谓之器"，在人类与病毒没有硝烟的微战争中，我们要不断去研发升级新的利"器"，抵御病毒进攻，保护身体健康；在生命与非生命若隐若现的和平共享中，我们要遵循生物多样性的厚"道"：保护自然平衡，创建和谐生态。

　　我们自身将如何对付敌人？

第八章

因果

"**防**患于未然"是最好的策略，及早地发现疾病，就能为健康而战的细胞争取时间，更重要的是，在重大疫情隐患初期，及时发现传染源并切断传播途径，无疑是疾病防控的最高境界，"知己知彼"则"安如泰山"。

1. 病毒溯源

H7N9 流感病毒的潜伏期一般为 1 ~ 7 天，多为 2 ~ 4 天。

主要表现为发热、头痛、肌痛和全身不适起病，体温可达 39 ~ 40℃，可有畏寒、寒战，多伴全身肌肉关节酸痛、乏力、食欲减退等全身症状，常有咽喉痛、干咳，可有鼻塞、流涕、胸骨后不适等。颜面潮红，眼结膜充血。部分患者以呕吐、腹痛、腹泻为特点，常见于感染乙型流感的儿童。

无并发症者病程呈自限性，多于发病 3 ~ 4 天后体温逐渐消退，全身症状好转，但咳嗽、体力恢复常需 1 ~ 2 周。

如果流感并发症治疗恢复固然是好，若是能无并发症自身康复亦为欣慰，如果能够在潜伏期就发现病毒的踪迹，做好提前量的个性化健康监护，战胜疾病的概率也将会提升。

再大胆地设想一步，在病毒袭来之前，发现传染的源头，这就是"病毒溯源"。

夜空总是阴云密布，在超级英雄的世界里，有一名大都市的黑暗骑士，身穿黑色的高科技战甲头盔、呼啸在黑夜中闪电疾驰的跑车、标志性的黑色蝙蝠翼披风斗篷，他把恐惧灌输给敌人，让他们为夜空中的蝙蝠之影而颤抖，这就是"蝙蝠侠"。

在大自然中的丛林洞穴中，有一群来自都市的科学家，身穿白色生物安全工作服、手持生物样品采集装备、戴着标志性的防护眼罩和手套，去探寻隐藏在蝙蝠身上的秘密，追踪曾经把恐惧带给人类的黑影萨斯——"非典"。

2002年，重症急性呼吸综合征冠状病毒突然来袭，2003年在中国暴发"非典"疫情并席卷全球之后，忽然又消失得无影无踪了，人们在庆幸逃离这场"瘟疫"过后，总会提出一个疑问：病毒从哪里来，到哪里去？

如同禽流感的跨种传播，人们的直觉反应首先就是和疫情最相关的那个"它"，很快，果子狸成了重大怀疑对象，在广东"非典"的初始病患者中，野味厨师、野生动物市场商贩等常接触果子狸，嫌疑最大。

很快，调查结果出来了，萨斯冠状病毒在野生动物市场上的果子狸体内被检测到，并且，与人群中流行的病毒全基因组序列高度一致性，达到99.8%，证据确凿，果子狸就是把病毒传播给人类的"帮凶"。

之所以说果子狸只是"帮凶"，是因为经过动物实验研究发现，萨斯冠状病毒不仅对人类致病，对果子狸也会致病，说明果子狸也是这个病毒的"受害者"；此外，无论是在野外或是养殖果子狸的流行病学调查中，都没有被病毒自然感染的证据。

难道，果子狸也仅仅是"过渡"中间宿主？

病毒是一种严格寄生宿主的"边缘生命体"，如果在所有宿主中都引起疾病，甚至导致个体死亡，病毒自身也将面临生命的终结。因此，在自然界中，病毒会有一些天然的宿主，可以与这些天然宿主共生共存，如同我们体内的肠道菌群，物种相互之间达到一种平衡状态，而这些宿主可能才是病毒真正的"源头"。

蝙蝠，在夜间飞翔，是翼手目动物，踪迹遍布全世界。

在漫长的物种演化中，蝙蝠具备特殊的免疫系统，体内携带大量病毒却极少发生病症。因此，蝙蝠成为许多病毒的自然宿主"栖息地"，包括埃博拉病毒、亨德拉病毒、狂犬病毒等。在此之前，科学家已经发现，蝙蝠通过猪、马、犬类等动物将携带病毒传染给人类，萨斯冠状病毒的天然宿主会是蝙蝠吗？

不抓几只看看，怎么知道是不是真的。

2005 年，科学家研究发现，蝙蝠是萨斯样冠状病毒的自然宿主，这个病毒家族的萨斯冠状病毒导致人类"非典"的暴发。研究人员经过两年多，深入广东、广西、湖北和天津等地区，在蝙蝠中检测到萨斯冠状病毒抗体，而其中一株蝙蝠冠状病毒与感染人和果子狸的萨斯冠状病毒基因相似度达 92%，从基因水平证明了萨斯病毒来自蝙蝠的"信息源"。这一发现的背后，一共采集了 400 多只蝙蝠的生物样品。

2013 年，科研人员从蝙蝠样品中，分离出第一株蝙蝠萨斯样冠状病毒的活病毒，比之前发现的任何一株蝙蝠萨斯样冠状病毒都更接近萨斯冠状病毒。萨斯病毒颗粒表面的膜蛋白质 S（刺突），是宿主细胞的受体结合蛋白，是启动病毒进入细胞的"关键先生"，这次的发现更进了一步，新发现的病毒拥有和萨斯病毒相同的受体，并能够感染人的细胞，从细胞水平上证实了萨斯病毒的"活体源"。又是 8 年的不懈努力，一年春秋两季的搜寻足迹。

2017 年，研究团队在蝙蝠中采集的 15 株萨斯样冠状病毒中，发现了包含萨斯病毒所有的基因组信息，尽管没有一株病毒与萨斯病毒完全相同，通过对病毒基因信息的基因重组数据计算分析，在基因组上多个位点发现了频繁重组，与萨斯病毒的最高相似度达到 97% 以上，揭示了萨斯冠状病毒可能的重组起源，或是"非典"病毒在蝙蝠体内形成后，感染了果子狸，进而感染了人类；或是蝙蝠萨斯样冠状病毒感染了果子狸，在果子狸体内重组成为"非典病毒"，进而感染人类。5 年过去了，"信息源"的证据链全部完成。

15 年的科学研究历程，犹似在黑暗的洞穴中，燃起知识的火炬，探索未知的自然空间，照亮人类前行的阶梯，发现隐藏在深处的罪犯。

人类的成长，如同蝙蝠侠幼年时坠入城堡中的深井，黑暗中无数的蝙蝠给他带来深深的恐惧，当选择逃离时，这种恐惧会逐渐成长，只有克服笼罩内心的恐惧，才能成为真正的"蝙蝠侠"。

任何人都能战胜自己的恐惧，战胜它而不能消灭它；人类或许可以战胜病毒，而不能消灭病毒。一个早发现被病毒感染的人，能够提升临床医治能力；一个早发现病毒的地区，能够创建好的公共卫生环境；一个早发现病毒的国家，能够为疾病防控提供对策；一个早发现病毒的世界，能够为全人类带来健康。

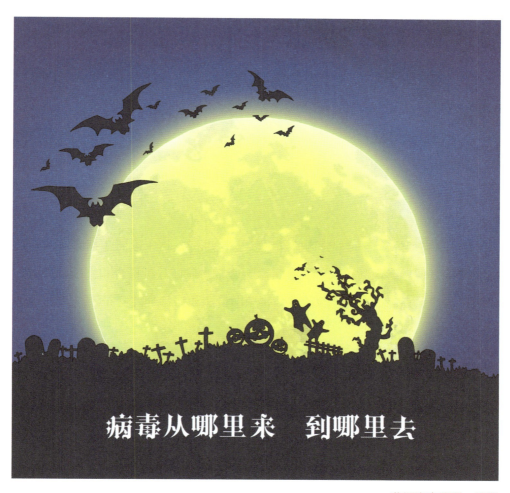

病毒从哪里来　到哪里去

萨斯病毒溯源：蝙蝠

人们常常存在误区：一旦感冒，先抓一把抗生素。然而，抗生素类药物的对象是细菌，病毒性感染则需要对症用药。无论东西方医学理论存在有多大差异，"诊"必然是"治"的前提条件，找准了病的"因"才能获康的"果"。

2. 病毒侦检

H7N9 病毒的诊断通常分为临床和实验室进行，临床诊断包括临床流行病史、症状表现、影像学检查；实验室诊断通常为血样分析检查和快速诊断试剂检测，确诊检查包括血清学检验、病毒核酸检测和病毒分离培养等。

临床诊断

肺炎，是流感最常见的并发症，大部分患者是轻型，不会发展为肺炎，流感起病后 2 ～ 4 天病情进一步加重，或在流感恢复期后病情反而加重，出现高热、剧烈咳嗽、咳脓性痰、呼吸困难，肺部湿性啰音及肺实变体征；神经系统损伤，包括脑炎、脑膜炎、急性坏死性脑病、脊髓炎、吉兰－巴雷综合征等；心脏损伤虽不常见，主要有心肌炎、心包炎。可见肌酸激酶升高、心电图异常，重症病例可出现心力衰竭，心肌梗死、缺血性心脏病相关住院和死亡的风险明显增加；肌炎和横纹肌溶解，主要症状有肌痛、肌无力、肾衰竭，血清肌酸激酶、肌红蛋白升高、急性肾损伤等；脓毒性休克，表现为高热、休克及多脏器功能障碍等。

并发肺炎者影像学检查可见肺内斑片状、磨玻璃影、多叶段渗出性病灶；进展迅速者，可发展为双肺弥漫的渗出性病变或实变，个别病例可见胸腔积液。儿童病例肺内片状影出现较早，多发及散在分布多见，易出现过度充气，影像学表现变化快，病情进展时病灶扩大融合，可出现气胸、纵隔气肿等征象。

实验室诊断

在血液外周血常规检查中，白细胞总数一般不高或比正常值低，重症病例淋巴细胞计数明显比正常值偏低；在血液生化检查中，部分病例会出现低钾血症，少数病例肌酸激酶、天门冬氨酸氨基转移酶、丙氨酸氨基转移酶、乳酸脱氢酶、肌酐等升高。

快速抗原检测方法可采用胶体金和免疫荧光法，由于快速抗原检测的敏感性低于核酸检测，因此，对快速抗原检测结果的解释应结合患者流行病史和临床症状综合考虑。

临床和实验室检查有上述流感临床表现，具有以下检测结果阳性，则确定诊断病例：

- 血清学检测：检测流感病毒特异性 IgM 和 IgG 抗体水平。动态检测的 IgG 抗体水平恢复期比急性期有 4 倍或以上升高有回顾性诊断意义。
- 病毒核酸检测：以 RT-PCR（最好采用实时 RT-PCR）法检测呼吸道标本（咽拭子、鼻拭子、鼻咽或气管抽取物、痰）中的流感病毒核酸。病毒核酸检测的特异性和敏感性最好，且能区分病毒类型和亚型。随着基因测序技术的普及，PCR 产品的测序亦被广泛使用。
- 病毒分离培养：从呼吸道标本中分离出流感病毒。在流感流行季节，流感样病例快速抗原诊断和免疫荧光法检测阴性的患者建议也做病毒分离。

综合所述，急性期和恢复期双份血清的流感病毒特异性 IgG 抗体水平呈 4 倍或 4 倍以上升高，流感病毒核酸实时 RT-PCR 和 RT-PCR 检测阳性，流感病毒分离培养阳性，概括起来即"三要素"：蛋白质、核酸、活病毒。

抗体之命名篇：免疫球蛋白（Immunoglobulin，Ig）

1968 年和 1972 年世界卫生组织和国际免疫学会联合会的专门委员会先后决定，将具有抗体活性或化学结构与抗体相似的球蛋白统一命名为免疫球蛋白。免疫球蛋白是化学结构的概念，抗体是生物功能的概念，所有抗体的化学基础都是免疫球蛋白，但免疫球蛋白并不都具有抗体活性。

同一天然 Ig 分子中的两条 H 链和两条 L 链的氨基酸组成完全相同，各类免疫球蛋白重链恒定区的氨基酸组成和排列顺序不尽相同，因而其抗原性也不同。据此，可将免疫球蛋白分为 5 类或 5 个同种型：

IgM、IgD、IgG、IgA、IgE

IgG 是血清和细胞外液中含量最高的，约占血清免疫球蛋白总量的 75% ~ 80%，是人体免疫应答产生的主要抗体，其亲和力高，在体内分布广泛，具有重要的免疫效应，是机体抗感染的"主力军"；IgG 可穿过胎盘屏障，在新生儿抗感染免疫中起重要作用。

IgM 占血清免疫球蛋白总量的 5% ~ 10%，是分子量最大的免疫球蛋白，称为巨球蛋白，一般不能通过血管壁，主要存在于血液中，具有很强的抗原结合能力。IgM 也是初次体液免疫应答中最早出现的抗体，是机体抗感染的"先头部队"；血清中检出 IgM，提示新近发生感染，可用于感染的早期诊断。

IgA 分为两型：血清型主要存在于血清中，占血清免疫球蛋白总量的 10% ~ 15%；分泌型 IgA（SIgA）主要存在于胃肠道和支气管分泌液、初乳、唾液和泪液中。分泌型 IgA 是外分泌液中的主要抗体类别，参与黏膜局部免疫，通过与相应病原微生物（细菌、病毒等）结合，阻止病原体黏附到细胞表面，从而在局部抗感染中发挥重要作用。

IgD 在正常人血清浓度很低，仅占血清免疫球蛋白总量的 0.2％。IgD 可在个体发育的任何时间产生。IgE 是正常人血清中含量最少的 Ig，在血清中浓度极低，约为 5×10^{-5} 毫克／毫升，IgE 为亲细胞抗体，与肥大细胞、嗜碱性粒细胞上的高亲和力受体结合，引起过敏反应。

所以，当流感病毒感染人体时，免疫系统就会启动应答，在早期诊断时，通过流感病毒特异性 IgM 免疫球蛋白的检测，这个线索给予我们的信息就是"病毒刚刚来过"；而 IgG 作为广泛存在的主要抗病毒感染免疫球蛋白，通过 IgG 的检测提供的线索就是"病毒目前还在"，特别是如果表现为 IgG 抗体水平呈 4 倍或 4 倍以上升高的情况，这个强烈的信号表明人体内在进行"抗病毒

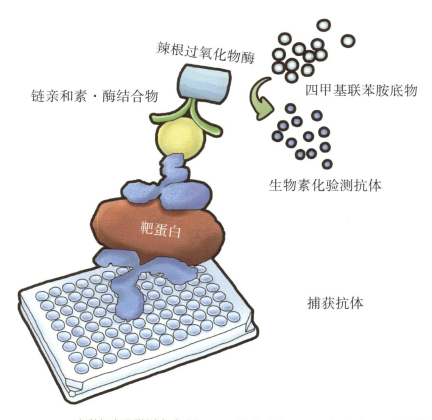

辣根过氧化物酶

链亲和素・酶结合物

四甲基联苯胺底物

生物素化验测抗体

靶蛋白

捕获抗体

酶联免疫吸附测定法（Enzyme Linked Immunosorbent Assay，ELISA）

的激战"。

抗体和激发抗体生产的大部分抗原是蛋白质，蛋白质是病毒功能的载体，特异性的抗原诱导特异性的抗体，当流感的"钥匙"能够匹配人免疫球蛋白的"锁"时，就确诊了人体感染流感病毒。

核酸之生物指纹篇：实时 RT-PCR 和 RT-PCR

实时 RT-PCR、RT-PCR、PCR，从逆向理解展开，从 DNA 合成的聚合酶链式反应（PCR），到逆转录聚合酶链式反应（RT-PCR），再到实时定量逆转录聚合酶链式反应（RQ-RT-PCR）。

RT-PCR，是 PCR 技术应用的延伸；在 RT-PCR 中，一条 RNA 分子被逆转录成为碱基互补 DNA 分子，于此过程中，RNA 分子的尿嘧啶（Uracil，U）转变成 DNA 分子的胸腺嘧啶（T），再以 DNA 分子为模板通过 PCR 进行 DNA 扩增。

实现 RNA 被逆转录为 DNA 的重要过程，是一种被称为逆转录酶（RT）的活性蛋白质酶。

1970 年，霍华德·特明（Howard Temin）等在研究癌细胞时，对遗传信息只是单方向地由 DNA 转录到 RNA 感到疑惑，认为在这个过程中可能存在回路，其中的一些酶类有或可具有特殊功能。他在致癌 RNA 病毒中发现了一种特殊的 DNA 聚合酶，该酶以 RNA 为模板，根据碱基配对的原则，合成了一条与 RNA 模板互补的 DNA 单链，这条 DNA 单链叫作互补 DNA（cDNA）。

这一重大发现，是对"中心法则"系统的理论构架升级，正是基于 RNA 病毒中一类特殊的类型：逆转录病毒（Retrovirus）。这一类病毒的潜伏期很长，通常引起人和动物的肿瘤，其中包括造成艾滋病的人类免疫缺陷病毒（HIV）、白血病病毒、肉瘤病毒等。

逆转录病毒核酸是单股 RNA，在逆转录酶的作用下，以病毒 RNA 为模板合成互补的负链 DNA 后，在 DNA 聚合酶的作用下合成双链 DNA，随后 DNA

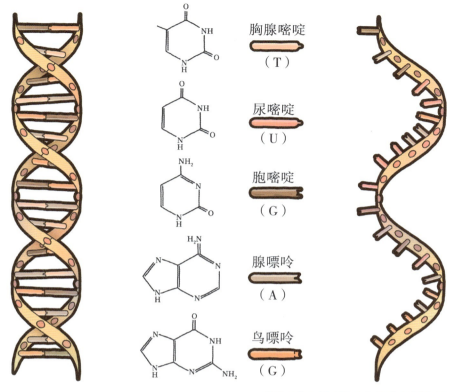

胸腺嘧啶（T）

尿嘧啶（U）

胞嘧啶（G）

腺嘌呤（A）

鸟嘌呤（G）

DNA（左）和 RNA（右）的分子结构

整合到宿主细胞的基因组 DNA 中，并持续复制并传给子代细胞；DNA 也可能转录成为 RNA，继续合成子代病毒粒子。只有当宿主处于细胞分裂期间，逆转录病毒 DNA 基因组才能整合进入宿主细胞的遗传物质，并在分裂中的细胞内复制。

　　流感病毒属于 RNA 病毒，其遗传物质是 RNA 分子，所以需要将病毒的遗传物质 RNA，通过逆转录成为 DNA，再将 DNA 分子扩增到检测水平，从而鉴定出对病毒核酸的"生物指纹"，而实现这一逆转录功能的酶，正是从逆转录 RNA 病毒中获得。

　　实时 RT-PCR，即实时定量逆转录 PCR，通过标准曲线对未知模板进行总量或相对定量分析，是一种能够很灵敏检测微量 RNA 的技术，广泛应用于疾病的检测诊断。

　　其原理是基于 RT-PCR 的基础上，在 PCR 反应体系中加入荧光基团，利用荧光信号累积实时监测整个 PCR 进程，最后通过标准曲线和数学模型对未知模板进行计算分析的定量方法，也正是因为加入了荧光信号和计算模型，因此，可以在 RNA 极低的水平上，通过数据分析即可检测出样品中的流感病毒 RNA 细微证据。

在此基础上，又发展出来高通量（HTS）的荧光分析技术，通过不同的流感病毒的基因型特点，设计出不同的核酸检测标记物，在相对条件下，实现一次检测多个样品或对同一样品进行多种检测，大大提升了 PCR 技术的特异性、高效性和准确性。

核酸是病毒信息的载体，独特的 RNA 序列对应独特的 DNA 序列，当病毒 RNA 序列被逆转录为 DNA 序列扩增放大或被荧光信号追捕到时，就确诊了人感染流感病毒。

犯罪现场之活证据：病毒培养分离

科赫法则，是被用以确定侵染性病害病原物的一般操作程序，在其提出之初主要被应用于细菌的发现，后也应用于病毒的发现，只是更加困难。

细菌是单细胞生物，自身可以通过利用环境中的营养，实现细胞的复制和传代，而病毒则必须在宿主中生存，想要培养分离到病毒，首先要解决的就是宿主问题。

病毒分离作为一种诊断方法，其应用存在一定的局限性，目前人类所获取的哺乳动物细胞系能培养的病毒有限，在实验室进行病毒培养时，需要选择适当的病毒培养细胞系，其中，MDCK 细胞系广泛地应用于多种病毒的扩增和纯化。

1958 年，梅丁（Madin）和达比（Darby）从美国母曲架犬的肾脏组织分离培育建立 MDCK 细胞系，是通常以贴壁方式生长的上皮样细胞，其适应病毒包括了呼肠孤病毒、腺病毒、犬细小病毒以及流感病毒等，其病毒感染效率高、增殖快，且不易变异，MDCK 细胞系被公认为最适于甲、乙型流感病毒疫苗生产的 3 种细胞系之一。

鸡胚，就是鸡的胚胎。柏拉图被人用一只拔了羽毛的鸡来反驳对人的定义，亚里士多德则使用鸡胚为人类研究生命发育做贡献。流感病毒适宜在鸡胚上培养，大部分禽病毒更是如此，将待检测品接种在适龄鸡胚的尿囊腔，病毒在鸡胚中繁殖后，可以培养获得足够数量的活病毒，作为一种高敏感性和有效的病毒培养分离系统。

病毒是一种生命基本形式，特定的病毒具有特定的宿主范围，当活的流感病毒在人工培养的细胞系或鸡胚中被培养分离出来时，就确诊了人感染流感病毒。

万变不离其宗，要获取病毒的直接证据，就要从病毒自身入手，"抓"住病毒的"原形"。

病患 的治疗需要科学的方案，疾病的防控也同样如此，"治理"与"治疗"相辅相成，奥斯他韦，一种神经氨酸酶抑制剂类药物，通过抑制流感病毒脱离宿主细胞，从而起到治疗流行性感冒的作用。

3. 病毒防治

对于流感的治疗基本原则，主要分为三类：对症治疗、抗病毒治疗和重症治疗。

对症治疗就是高热者可进行物理降温，或应用解热药物；咳嗽咳痰严重者给予镇咳祛痰药物；根据缺氧程度可采用鼻导管、开放面罩及储氧面罩进行氧疗；在流感继发细菌性肺炎等细菌感染时恰当地使用抗生素以及其他根据临床症状采取的一般性治疗。

重症治疗遵循积极治疗原发病，防治并发症，并进行有效的器官功能支持原则，如出现低氧血症或呼吸衰竭，应及时采取相应的治疗措施，包括氧疗或机械通气等；合并休克时给予相应抗休克治疗；出现其他脏器功能损害时，给予相应支持治疗以及其他相应的抗感染措施。

对抗病毒治疗时机的把握，发病48小时内进行抗病毒治疗可减少流感并发症、降低住院患者的病死率、缩短住院时间，发病时间超过48小时的重症患者依然能从抗病毒治疗中获益；重症流感高危人群及重症患者，应尽早（发病48小时）给予抗流感病毒治疗，不必等待病毒检测结果；如果发病时间超过48小时，症状无改善或呈恶化倾向时也应进行抗流感病毒治疗；无重症流感高危因素的患者，发病时间不足48小时，为缩短病程、减少并发症也可以抗病毒治疗。

抗流感病毒治疗药物中，与其说使用范围广泛，倒不如更觉得产品名称简单，而为人们所熟悉的抗病毒药物——达菲，全称：磷酸奥司他韦胶囊，即奥司他韦。

这一类药物统称神经氨酸酶抑制剂（NAI），能选择性地抑制呼吸道病毒表面神经氨酸酶的活性，阻止子代病毒颗粒在人体细胞的复制和释放，神经氨酸酶抑制剂具有抗病毒有效性、低耐药性、良好的患者耐受性等优点，有效地预防感冒和缓解症状，在感冒初期48小时应用，可明显缩短流感的持续时间。

奥司他韦（Oseltamivir）、扎那米韦（Zanamivir）、帕拉米韦（Peramivir）、拉尼米韦（Laninamivir）都属于神经氨酸酶抑制剂，对甲型、乙型流感均有效。离子通道M2阻滞剂金刚烷胺和金刚乙胺仅对甲型流感病毒有效，但目前监测资料显示甲型流感病毒对其耐药，不建议使用。

看到四串"韦"字尾的药名，内心可否亦有同感。

"干预"一词，最常见在医学治疗方面，最常被用在心理学，指有计划、按步骤地对一定对象的心理活动、个性特征或心理问题施加影响，使之发生朝向预期目标变化的过程。将这个概念的对象运用到群体方面，就是健康保护和疾病防控的治理，对一个国家而言指导治理的基石就是法律。

《中华人民共和国传染病防治法》由中华人民共和国第十届全国人民代表大会常务委员会修订通过，修订后的法律，自2004年12月1日起施行，明确将人感染高致病性禽流感列入乙类传染病；而且，对乙类传染病中人感染高致病性禽流感，采取本法所称甲类传染病的预防、控制措施。

高致病性禽流感赫然进入"最高威胁级"名单。如何应对危机？看看法律怎么说。

疾控、医疗、社会，共同布下疾病防控的"天罗地网"：

- 各级疾病预防控制机构承担传染病监测、预测、流行病学调查、疫情报告以及其他预防、控制工作。
- 医疗机构承担与医疗救治有关的传染病防治工作和责任区域内的传染病预防工作。
- 支持和鼓励单位和个人参与传染病防治工作。

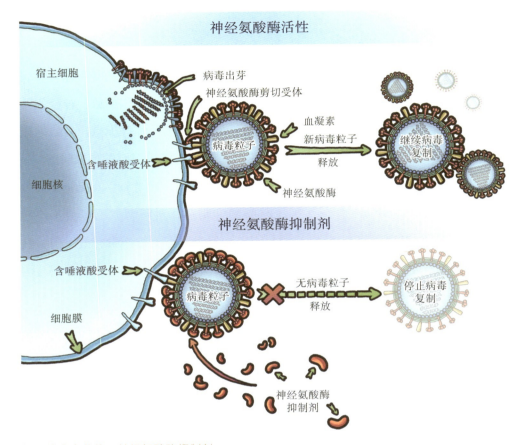

神经氨酸酶活性

宿主细胞

病毒出芽
神经氨酸酶剪切受体

血凝素
新病毒粒子
释放

继续病毒
复制

含唾液酸受体

病毒粒子

细胞核

神经氨酸酶

神经氨酸酶抑制剂

含唾液酸受体

病毒粒子

无病毒粒子
释放

停止病毒
复制

细胞膜

神经氨酸酶
抑制剂

抗流感病毒药物：神经氨酸酶抑制剂

环境、交通、水源等，全方位切断疾病传播可能的"间接伤害"：

■ 加强环境卫生建设，消除鼠害和蚊、蝇等病媒生物的危害。

■ 消除农田、湖区、河流、牧场、林区的鼠害与血吸虫危害以及其他传播传染病的动物和病媒生物的危害。

■ 消除交通工具以及相关场所的鼠害和蚊、蝇等病媒生物的危害。

■ 改善饮用水卫生条件，对污水、污物等进行无害化处置。

人员、物资、动物等，尽可能缩小控制传播区域的"海陆空域"：

■ 传染病病人、病原携带者和疑似传染病病人，在治愈前或者在排除传染病嫌疑前，不从事易使该传染病扩散的工作。

■ 发生甲类传染病时，为防止该传染病通过交通工具及其乘运的人员、物资传播，可实施交通卫生检疫。

■ 对已经发生甲类传染病病例的场所或者该场所内的特定区域的人员，可批准实施隔离措施，对被隔离人员提供生活保障，隔离措施的解除由批准机构决定并宣布。

■ 防治管理与人畜共患传染病有关的动物传染病的工作。

调查、检测、监测等，控制预警传染病病原的"破坏范围"：

■ 发生传染病疫情时，专业技术机构可以进入传染病疫点、疫区进行调查、采集样本、技术分析和检验。

■ 对传染病的发生、流行以及影响其发生、流行的因素，进行监测；对国外发生、国内尚未发生的传染病或者国内新发生的传染病，进行监测。

■ 根据传染病发生、流行趋势的预测，及时发出传染病预警，根据情况予以公布。

■ 制定传染病预防、控制预案，采取相应的预防、控制措施。

医疗、疾控、科研机构等，保障实验室"生物安全"：

■ 医疗机构必须严格管理制度、操作规范，防止传染病的医源性感染和医院感染。

■ 疾病预防控制机构、医疗机构的实验室和从事病原微生物实验的单位，对传染病病原体样本实行严格监督管理，严防传染病病原体的实验室感染和病原微生物的扩散。

■ 对传染病菌种、毒种和传染病检测样本的采集、保藏、携带、运输和使用实行分类管理，建立健全严格的管理制度。

■ 对可能导致甲类传染病传播的以及规定的菌种、毒种和传染病检测样本，确需采集、保藏、携带、运输和使用的，须经批准。

遵照基本法律原则，及时发现预警和切断疫情传播风险，系统的检测监测系统和防控预案，全面的区域空间疾病传染源卫生处置等，共同构筑了疾病防控的治理体系。

如果没有疾病防控治理的良好效果，传染病的扩散范围持续扩大，医疗机构将无法承受治疗的巨大负荷；如果没有医疗机构良好的治疗效果，感染传染病的患者致病加剧甚至死亡，疾病防控的治理就会造成被动的沉重创伤。

流感治疗要"早发现、早诊断、早干预、早治疗"，其实在"四早"之前，还可以更早。

我们有什么样的武器来对付敌人？

第九章

押题

目前 我国的流感病毒疫苗主要是灭活疫苗，在全球范围内也是以灭活疫苗为主，也有亚单位疫苗，优点是生产安全且易于保存，保留了流感病毒的抗原有效成分，一种病毒疫苗对应一种免疫抗原。

1. 疫苗

疫苗的前世是来自奶牛的"礼物"，疫苗的今生有哪些"作品"呢？

疫苗的功能是通过病原抗原诱导机体发生免疫应答，是一种特殊的抗原，具备免疫原性和免疫反应性，同时拥有诱导机体发生特异性免疫应答的能力和与抗体等特异性结合反应的能力。

- 抗原是指任何可诱发免疫反应的物质，具有免疫原性的物质一定具有反应原性。
- 只具有免疫反应性，而无免疫原性的物质，将无法诱导机体产生免疫反应。

减毒活疫苗

牛痘疫苗被发明以后，人们就一直在苦苦搜寻着大自然的"恩赐"，直到微生物被发现和细菌致病理论的提出，才真正地意识到，能够免疫疾病的神奇"痘苗"是一种病原，由于其毒力较人类疾病的病原更弱，所以能够刺激机体产生对抗病原的防御能力，又不致使人体因感染这种病原而致病或严重致病，基于这一理论，促使科学家思考将人类病原通过人工减弱毒力，而获得保护性免疫的"弱毒疫苗"设想。

其中最具代表性的疫苗，就是法国科学家路易·巴斯德研制的狂犬病疫苗。

狂犬病是一种非常可怕的疾病，是由狂犬病毒引起的人畜共患传染性疾病，常常寄宿在犬类、蝙蝠、啮齿类动物体内，人被携带病毒的动物咬伤后，病毒可以从伤口进入，通过全身循环侵染神经系统如脑、脊髓等。因此，狂犬病发作后，病人常常会产生"恐水"等症状，严重者处于极度精神紧张和恐惧状态。儿童是最易被狂犬咬伤而感染的人群。即使是在 21 世纪的今天，一旦狂犬病发作，致死率仍几乎为 100%。

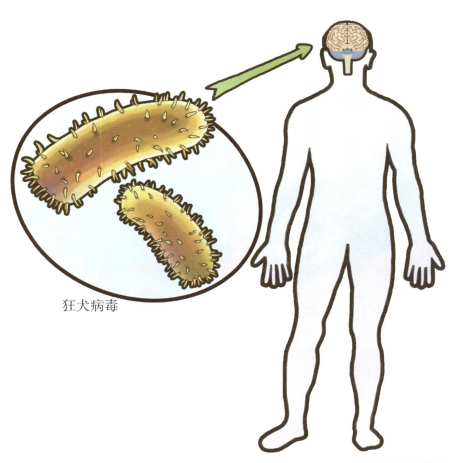

狂犬病毒

狂犬病毒粒子模型

狂犬病在全世界范围广泛存在，直至 19 世纪末，巴斯德决心研制狂犬病疫苗，他通过狂犬的脑髓和涎液获得病原收集液，将病原感染正常的兔子，再从狂犬发病的兔子体内获得病原收集液，继续感染正常的兔子，如此将狂犬病病原经过人工培养的方式，经 100 多次传代以后，取出感染狂犬病原的兔子脑髓组织，将其晾在干燥的环境中，最后，把干燥处理过的组织研磨并溶解后，制成了人类历史上第一个狂犬病疫苗。

在当时的科技条件下，人类并不知道病毒的存在，更无法意识到病毒特殊的生物本质。在这个过程中，巴斯德主要通过了多次传代和干燥的方法，一方面，多次传代使得自然状态下的狂犬病毒，通过人工给予良好的培养环境，逐渐退化了物种竞争的能力；另一方面，干燥的环境使得狂犬病毒，在缺少水分这一"生命之源"的条件下，削弱了自身的活力和毒性；正是基于牛痘预防天花取得成功后和细菌致病学说的建立，终于，巴斯德发明了狂犬病疫苗，成为经典人工研制"弱毒疫苗"的里程碑。

受到这种研制思想的启发，婴儿出生计划免疫中位列首位的疫苗——卡介苗（Bacillus Calmette-Guérin Vaccine，BCG Vaccine），正是这一类疫苗的"马拉松级"成果。在 20 世纪初，法国科学家阿尔贝·卡尔梅特（Albert Calmette）和卡米尔·介兰（Camille Guérin），从患结核病的牛乳汁分离出结核杆菌，培养在含有牛胆汁的马铃薯培养基中，经历长达 13 年的持续传代，直到第 230 代，终于获得了安全有效的结核杆菌弱毒株，并制成了结核杆菌疫苗。

减毒活疫苗是指病原体经过处理后，将毒力减弱而保持抗原性的一类疫苗，依然是活病毒，但接种到身体内不会引起疾病，可诱导机体特异性免疫反应，其免疫力强并且保护时间长，目前已经在临床使用的减毒活疫苗有麻疹疫苗、水痘疫苗、乙型脑炎疫苗、脊髓灰质炎疫苗、狂犬病疫苗等。

这一类疫苗的总体特点是："减毒"而"强效"。

灭活疫苗

经过 19 世纪末和 20 世纪初，科学家在尝试制备弱毒疫苗时，陆续发现有一些微生物的减毒非常困难，还有一些随着毒性的减弱，其免疫原性也被减弱，失去了研制疫苗的功能，甚至，还会出现相反的预期，毒性在体内又再次恢复，产生安全性问题。

基于此，疫苗的研制开始了另一个方向的发展，即灭活疫苗。

1883 年，在埃及的霍乱疾病流行中，科学家首次发现了引起霍乱的病原：霍乱弧菌。第二年，西班牙在霍乱流行期间，将分离出来的霍乱弧菌进行减毒培养，并依此制作了霍乱减毒疫苗，由于制作条件和技术原因，这种疫苗经常引起严重的接种反应，甚至发生了致死事故。其后，经过了许多尝试来改进弱毒疫苗和试制灭活疫苗，效果都不太理想。

1896 年，德国科学家威廉·科尔（Wilhelm Kolle）将霍乱肉汤的培养物，经过 56℃加热 1 个小时后，用石炭酸防腐并制成霍乱灭活疫苗。20 世纪 20 年代，罗马尼亚军队在巴尔干战争期间使用了这种疫苗后，报告中显示其免疫效果仅次于牛痘疫苗和狂犬疫苗，在第一次世界大战期间，各国都采用了这种疫苗并取得良好的效果，德国和奥地利军队使用改进后的疫苗，更增加了免疫保护效果。

1897 年，乌克兰科学家沃尔德玛·哈夫金（Waldemar Haffkine）将鼠疫杆菌通过 70℃加热处理 1 小时，研制出鼠疫灭活疫苗，并在印度孟买地区暴发鼠疫时广泛接种，普遍获得了良好的预防效果。这一方法获得成功后，世界各国纷纷研制出灭活鼠疫疫苗，在全世界范围内广泛应用，并安全有效地在人群中接种和免疫。

1937 年，第一次世界大战暴发的大流感元凶已被发现，美国军队希望设计出一种安全、有效的流感疫苗，科学家乔纳斯·索尔克（Jonas Salk）和托马斯·弗朗西斯（Thomas Francis）在两年内研制出灭活的流感病毒，不仅在临床上取得良好效果投入了商用，并且在第二次世界大战后国内控制流感暴发起到重要作用。1954 年，索尔克通过培养脊髓灰质炎（小儿麻痹）病毒之后，使用甲醛使毒株失去活性，而保持病毒的免疫原性，研制灭活病毒疫苗，成功预防小儿麻痹症。

灭活疫苗是先对病毒或细菌进行培养，然后用加热或化学方法将其灭活，使受种者产生以体液免疫为主的免疫反应，可由整个病毒或细菌组成，也可由其裂解片组成疫苗，目前使用的灭活疫苗主要有百白破疫苗、流行性感冒疫苗、狂犬病疫苗等。

这一类疫苗的总体特点是："安全"而"有效"。

亚单位疫苗

随着分子生物学技术发展，从疫苗的本体即病毒或细菌中，提取特定的抗原代替完整的病原，可以不通过培养病毒或细菌，而能够实现诱导机体产生特异性免疫反应，这样的设想促成了亚单位疫苗的诞生。

预防病毒性肝炎重大传染性疾病的乙肝疫苗，就是亚单位疫苗的代表。

目前全球 2.4 亿多人有慢性肝脏感染疾病，中国约有 9000 万乙型肝炎病毒感染者，是由乙肝病毒引起的持续性感染疾病，病人因肝硬化和肝癌而死亡的概率很高。

1963 年，一种异常的抗原在澳大利亚的病人血清中被发现，命名为澳大利亚抗原 Aa。1967 年，这种抗原被证实与乙型肝炎有关后，改称 HBsAg，即乙型肝炎表面抗原。直到 1970 年，乙肝病毒的形态才在电子显微镜下呈现出来。

科学家立即展开对乙型肝炎疫苗的研制工作，1971 年，基于亚单位疫苗的设计理念，将无症状乙型肝炎携带者的血浆，经过分离和纯化技术，将有效活性的表面抗原物质提取出来，制成了最早的乙型肝炎疫苗，因其来源于人的血浆，又被称为"血源性疫苗"。

由于乙肝表面抗原所具有的良好免疫原和反应原性，这种亚单位疫苗很快被生产并应用于疾病预防。然而，生产疫苗需从乙肝病人的血浆提取，使得人们担心血浆制品的安全性，因为乙型肝炎的高发人群也是其他疾病的高发人群。综合考虑，血源性疫苗自身存在的有限来源、生产成本和血浆安全等问题，新的分子生物学技术为亚单位疫苗研制提供了新方法、新技术。

通过基因工程，根据核酸 DNA 的遗传信息，可以最终编码对应的蛋白质。

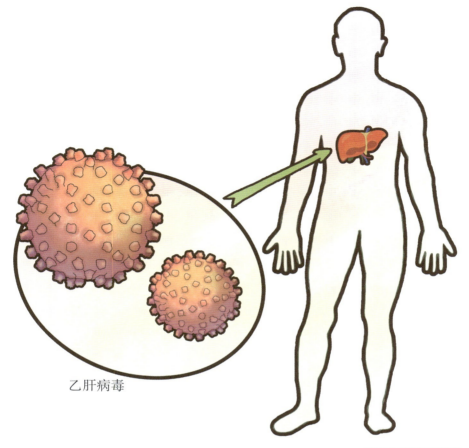

乙肝病毒

乙肝病毒粒子模型

原来从血浆中提取的乙肝病毒表面抗原也属于蛋白质，如果能够破解编码表面抗原的 DNA 密码，能够通过工程微生物来表达相应的活性蛋白，既不需要完整病毒的培养，也避免了血源安全风险，并拥有诱导机体产生抗乙肝病毒的特异性免疫力。

于是，在 1979 年，美国科学家路特（Rutter），通过基因重组技术，将编码乙肝病毒表面抗原的 DNA 分子序列，克隆到大肠杆菌的蛋白质表达系统中，通过这种改造过的工程细菌载体，表达和生产大量的乙肝病毒表面抗原。1982 年，经进一步优化，在工程化的酵母细胞中，也表达获得了乙肝病毒表面抗原，并在猩猩中证实了具有保护性的免疫作用。1986 年，这种乙肝病毒亚单位疫苗正式研制成功并被批准临床应用。

亚单位疫苗是利用微生物某些具有免疫原功能的蛋白质，制成能诱发机体产生保护性免疫反应的疫苗。乙肝预防的血源性疫苗和基因工程疫苗，都是将乙肝病毒表面抗原从血浆，或者在基因工程微生物中分离表达产生，属于完整病毒免疫原的组成部分，所以也称为组分疫苗。

这一类疫苗的总体特点是："安全"而"特效"。

病毒样颗粒疫苗

病毒样颗粒与病毒相似，但是不具传染性，因为其不含病毒遗传物质。

在电子显微镜下的乙肝病毒，呈现出三种不同的病毒颗粒，分别被称为小球形颗粒、管状颗粒和大球形颗粒。其中，大球形颗粒是完整的乙肝病毒颗粒，分为核心和囊膜两部分，由 DNA、HBsAg 和酶蛋白等组成。小球形颗粒由病毒的囊膜蛋白构成，不含病毒基因组，管型颗粒则是由小球形颗粒串联而成，都被称为亚病毒颗粒。

由于病毒样颗粒既由抗原性的蛋白质颗粒构成，又不含有指导病毒感染复制的核酸成分，因此，可以看作是灭活疫苗或亚单位疫苗的一种"另类"表现方式。

病毒样颗粒的空间结构与天然病毒一样，能够高密度展示抗原表位，因此可以引起机体产生很强的免疫应答，在通常情况下，比亚单位疫苗和重组蛋白疫苗有更强的免疫原性，不但能激发体液免疫反应，还能激发细胞和黏膜免疫，是一种很有前景的候选疫苗或载体。

人类免疫缺陷病毒（HIV）、乙型肝炎病毒（HBV）、人乳头状瘤病毒（HPV）等人和动物病毒的结构蛋白，都能在宿主表达系统中自动组装成病毒样颗粒，比如，哺乳动物细胞表达系统，昆虫细胞表达系统，大肠杆菌和酵母表达系统等。

1949 年，人们首次在电镜下观察到人乳头瘤病毒，可以感染人体的表皮与黏膜组织，起初，人们发现皮肤丘疹、肉赘与之相关，直到 1991 年，一项大规模流行病学调查确认，人乳头瘤病毒是宫颈癌致病的病原体。

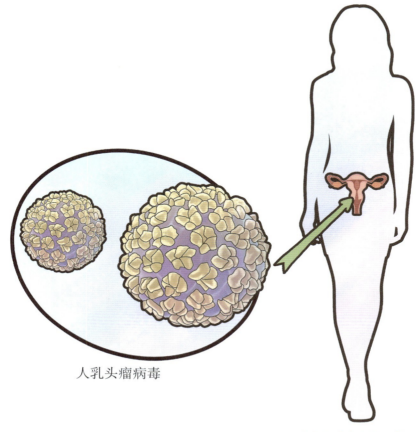

人乳头瘤病毒

人乳头瘤病毒粒子模型

　　全球平均每年约有 50 万妇女被诊断为宫颈癌，28.8 万患者死亡，人乳头瘤病毒被分离出来约有 100 多种类型，根据致病力的强弱，人乳头瘤病毒被分为高危型和低危型两类，其中有 15 种高危型人乳头瘤病毒，会导致高度子宫颈上皮内瘤变和宫颈癌。

　　人乳头瘤病毒疫苗，是一种能防治癌症的疫苗，由人乳头状瘤病毒的表面蛋白 L1 能自我组装成病毒样颗粒，2006 年，人乳头瘤病毒疫苗已获得美国 FDA 批准上市。

　　目前，人乳头瘤病毒疫苗有二价、四价和九价苗，几种疫苗的区别在于预防的病毒类型不同，主要是针对高危型的人乳头瘤病毒：二价疫苗可预防 16、18 型两种病毒；四价疫苗可预防 6、11、16、18 型四种病毒；九价疫苗可预防 6、

145

11、16、18、31、33、45、52、58 型九种病毒。

人乳头瘤病毒疫苗发明至今已经 12 年，更多的监测和数据还需要继续完善，至少从目前来看，对于预防宫颈癌的发生非常有效；从 100 多种人乳头瘤病毒的种类来看，目前针对设计的主要是高危型人乳头瘤病毒疫苗，仍不能放松对这种疾病的警惕和预防。

这一类疫苗的总体特点是："强效"而"安全"。

在我国法定的免疫规划疫苗（即一类疫苗）中，总共有 6 种减毒活疫苗和 8 种灭活疫苗。

以上，疫苗的设计遵循免疫基本原则，研制策略根据病毒不同而不同。

以下，流感病毒灭活疫苗以及流感病毒多价疫苗，如此这般，一探究竟吧。

多价 疫苗是根据流感病毒的流行监测和生物学分析，预测出即将流行的流感病毒亚型，如三价疫苗即是将3种可能亚型的病毒培养后，将病毒灭活混合制备而成，多价病毒疫苗对应多种免疫抗原。

2. 流感疫苗

流感病毒的"一生一世"很短暂，却在"生生世世"不断地在发生变异，这种演化的特征使其能够躲避宿主免疫监控和攻击，使得新型病毒得以"逃之夭夭"。

中和抗体是当病原微生物侵入机体时产生相应的抗体，其不仅能够与特异性的抗原结合反应，还能够"中和"抗原的生物学功能，从而产生有效地免疫保护能力。相应的，那些只能结合而不能"中和"抗原的抗体，被称作非中和抗体。

病毒中和抗体主要作用于表面糖蛋白血凝素，即 HA，因此，血凝素的变异是流感病毒免疫逃逸的重要"法宝"，其他的基因突变也对病毒躲避攻击发挥辅助作用。无论是自然感染病毒还是主动疫苗免疫，病毒诱导机体产生的获得性免疫系统，是防御攻击的主要生理机制。

中和抗体的免疫球蛋白亚型中，直接对抗病毒表面的血凝素主要是 IgA 和 IgG：IgA 在呼吸道黏膜表面分泌中和流感病毒，IgG 在血液中循环并渗入呼吸道和肺。免疫球蛋白通过与血凝素受体位点相结合，阻止病毒颗粒附着并进入细胞，抑或通过结合血凝素的其他部位或者神经氨酸酶的某些部位而影响其

147

功能发挥，起到中和病毒的作用；而变异的流感病毒能够逃避抗体的"法眼"，正是 B 淋巴细胞"采集"的病毒抗原表位"物证"发生了改变，导致"锁定"免疫攻击目标的判断失误。

故而，流感疫苗每年均需"世代"更新，来应对所预测的甲型（H1N1 和 H3N2）和乙型流感毒株山形系和维多利亚系的主要病毒株流行。尽管，人体内可能已经产生了早年间产生的病毒抗体，仍可能无法对抗当前流行的流感毒株。

那么，这个神秘的"病毒预测组织"到底是什么？

1947 年，世界卫生组织成立了全球流感监测网络，负责监测全球最新传播的流感病毒株，用来决定流感疫苗的组分。截止到 2018 年 6 月，全球流感监测与应对网络 GISRS 包括 114 个国家的 144 个国家流感中心（National Influenza Center, NIC），5 个疫苗监管核心实验室，5 个分别位于英国、美国、澳大利亚、日本和中国的 WHO 流感参比和研究合作中心，1 个 WHO 动物流感生态学研究合作中心。

在全球范围内，各个区域都在积极行动，以提升新型流感病毒的发现和监测、病毒的资源信息共享等流感应对能力，世界卫生组织分别在非洲区域、美洲区域、东地中海区域、欧洲区域、东南亚区域和西太平洋区域，共 6 个区域办事处的 43 个重点国家分布。

世界卫生组织通过建立全球流感监测和应对系统，共享流感病毒资源信息，基于流感病毒变异的"抗原转换"和"抗原漂移"发生，全球毒种资源共享以更好应对病毒流行的不确定性，保障疫苗毒株"库"的战略储备。系统的主要任务是季节性风险评估、病毒鉴定、开发候选疫苗病毒、试剂和诊断以及为季节性流感疫苗提出疫苗毒株建议。

流感疫苗成分需要与当季流行的流感病毒株相匹配才能"精准制导"

目前，流感疫苗 3 种病毒株的推荐方案，是由世界卫生组织开展大规模流行病学数据、病毒抗原鉴定和基因演化分析而研究制定，以此运行流感监测和疫苗推荐体系。为了提高流感疫苗在每年流行病毒株预防效果，世界卫生组织在监测全球新流感病毒株的基础上提出推荐方案，根据每年的"当季流行"预测，选择流感疫苗的 2 个甲型流感病毒株和 1 个乙型流感病毒株，制备我们常说的三价流感疫苗。但是，近年来有选择两种乙型流感病毒（山形系和维多利亚系）制备疫苗的情形，也就是四价流感疫苗。

例如，在 1987—1997 年中，在十季中有五次完全匹配所有 3 种病毒株的情况，尽管存在病毒自身变异的不确定性，偶尔发生疫苗毒株匹配不符的情况，致使保护效果降低，对于全球的卫生宏观策略来讲，仍是一种非常有效的流感防控体系，不能因为发生了机会事件，而否定预测疫苗对于病毒预防的总体趋势，或成为不接种疫苗的风险担忧。

一般来说，疫苗生产中单价疫苗效力非常关键，因为是 3 种毒株混合制成的"三价疫苗"系统，每一种单价疫苗的预防功效，合成对抗 3 种预测流行病毒株的流感疫苗。通常，在首批三价疫苗投入使用后，两组血清学的临床研究将立即进行，以检测评估保护效果和水平。在许多国家，已经统一了流感疫苗组分标准，并开始执行疫苗免疫原性标准。

综合考虑，世界卫生组织会在每年 2 月发布推荐方案，9 月进行第二次审查，分别提供冬季北半球和南半球季节性流感疫苗毒株配比方案，从世界卫生组织推荐疫苗毒株开始，疫苗生产通常需要 6 个月的时间周期，此时，大约在冬季。

全球流感疫苗行动计划启动以来，世界卫生组织投资达 5000 万美元，各国和其他机构捐助近 10 亿美元，资金用于支持流感疫苗生产。目前，每年共生产 3 亿支疫苗。2018—2019 年流感季预期，全球流感疫苗行动计划将扩大流感疫苗生产能力，最高可达 10 亿支。

预测了病毒的进攻流行株，防御的武器如何选择呢？

全球大多数流感疫苗是灭活疫苗，具有极好的安全记录，每年有亿万支流感制剂分配到世界各地，而不良反应的报道极其罕见，并证实流感接种免疫非常有效。

149

最初的流感灭活疫苗由全病毒灭活组分构成，具有较高的免疫原性。然而，尽管经过改良病毒纯化技术，在全病毒灭活疫苗接种过程中，仍然会出现局部反应及全身不良反应问题，尤其对于儿童和免疫功能较弱的人群。

后来，裂解颗粒病毒疫苗被研制问世，与全病毒疫苗相比，这些灭活的病毒颗粒能够产生几乎相当的免疫原性，而很少引起不良反应，其不足之处是对未暴露于病毒感染的个体的免疫原性较低，可以通过加强免疫以获得充分的保护，因此，也使得裂解型灭活疫苗是目前为止使用最广泛的流感疫苗。

亚单位型疫苗就是对抗原理论的拓展，亚单位疫苗中的流感病毒表面抗原血凝素和神经氨酸酶，是通过分离纯化而获得的病毒粒子的组成部分，相对于与全病毒灭活疫苗及裂解型灭活疫苗，亚单位型疫苗引起的局部和全身不良反应最小；而且，亚单位型疫苗中的血凝素和神经氨酸酶是诱导产生中和抗体的主要病毒表面蛋白，也可以产生较好的免疫原性，为疫苗研发提供了另一条发展途径。最新的流感亚单位疫苗也有体外表达系统大量制备血凝素的疫苗。

灭活疫苗的生产需要培养病毒，培养病毒的两大要素：数量和质量

通常将预测推荐病毒株在鸡胚上培养制成，目前几乎所有的流感疫苗都是由鸡胚培养产生，毒株通过世界卫生组织鉴定，在宿主中具有高生长能力，并能在鸡胚上进行良好复制，携带所推荐的血凝素和神经氨酸酶。正所谓"兵马未动，粮草先行。"每年的疫苗生产周期开始之前，疫苗生产方首先要做好计算和订购足够数量的"鸡胚预算"，在世界卫生组织公布疫苗推荐方案后，开始生产流感疫苗病毒株。

疫苗的禁忌证包括鸡蛋过敏，以及疫苗接种过敏史等，过敏反应大多是因为疫苗中含有蛋源性成分，尤其是卵清蛋白；不过，随着细胞培养技术用于流感疫苗的生产，可能避免这些问题的发生。

流感病毒的主要体外宿主 MDCK 细胞，可用于灭活病毒和亚单位疫苗的毒种培养，并且与鸡胚培养的疫苗有着相似的反应原性。通过细胞培养毒种使得疫苗生产更灵活，而不依赖于鸡胚的供应，在禽流感暴发时显得更为重要，考虑到鸡蛋的供应可能被中断，"粮草"就变成了"敌资"。

迄今为止，流感疫苗效果的指标一直是，在血清中诱导产生适当水平的病毒中和抗体。这些抗体主要针对病毒的糖蛋白囊膜——血凝素和神经氨酸酶，血凝素为病毒中和抗体的主要靶点，已经证实在人体循环中，血凝素特异性抗体可从血液渗出至肺，能够起到防止重型病毒性肺炎的作用。

因此，基于血清学的数据来评估疫苗的有效性，尤其是抗体滴度和血清保护率。血细胞凝集抑制（HI）活性，是检测抗体滴度的普通方法，流感病毒血凝素与红细胞表面的唾液酸作用，能够引起红细胞的凝集，通过系列稀释度的抗体，来滴定对血凝素抑制的功能，以血凝集完全被抑制时的最高稀释度，定位为抗体的 HI 滴度。

目前，三价流感候选疫苗的剂量标准为 15 微克 / 病毒株，可诱导产生保护性中和抗体，足够免疫系统预防流感病毒。

人类追求幸福，往往希望完美，已经有了"三价""四价""多价"流感疫苗，"多价"并非"全价"，究竟多少"价"才是"好价"，这是一个问题。

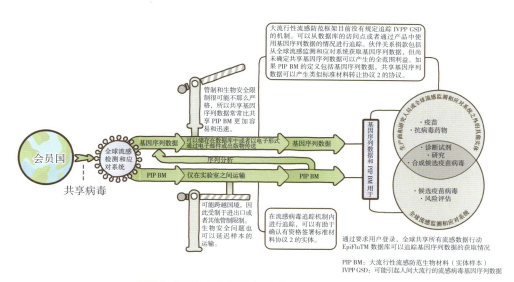

PIP BM: 大流行性流感防范生物材料（实体样本）
IVPP GSD: 可能引起人间大流行的流感病毒基因序列数据

世界卫生组织大流行性流感防范框架下共享的实体样本和基因序列数据

人人 都希望病毒的多价疫苗能够"押对题"，毕竟预测模型的参考是已有的数据，而未来的流感病毒仍具备"押错题"的可能性，正是由于流感病毒突变率高、传播速度快、致病性强的特点，全球将致力于研制出覆盖亚型多、保护时间长、免疫功效好的广谱流感病毒疫苗。

3. 通用流感疫苗

流感，人类历经了跨两个世纪中四次大规模流行疫情，以及几乎年年都会卷土重来的季节性袭击，至今仍然不断地以各种变化，时时刻刻释放出危险的信号，在全球范围内每年造成 25 万 ~ 50 万人死亡。

通用流感疫苗是根据流感疫苗能够保护全部病毒株范围来设立一个"终极目标"，在这之前，由一系列阶段性目标，如：单毒株疫苗，特异性针对某毒株的保护效果；病毒亚型疫苗，针对某个病毒亚型的保护效果；广谱流感疫苗，可对多个病毒亚型的保护效果；泛组流感疫苗，可以覆盖所有 1 组或者 2 组病毒的保护效果。流感疫苗的保护效果，常常因病毒的变异和疫苗株预测等因素造成有效率在 10% ~ 60%，不仅如此，每一年的流感疫苗必须更新组分，以适应人体对新一季流感毒株的预防。

在"终极目标"实现之前，2017 年，美国国立卫生研究院就研发通用流感疫苗组织主题论坛，并提出了未来的发展目标和策略，制定通用流感疫苗的"有限目标"是：对所有人群，甲型流感 1 组和 2 组病毒有≥75% 的保护效果，持续时间≥12 个月。

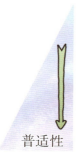

疫苗	保护范围
毒株特异性	病毒流行株
亚型特异性	单一血凝素亚型（如 H1）
多亚型	单一组多血凝素亚型（如 H1/H5/H9）
泛组	覆盖所有 1 组或 2 组
通用流感疫苗	全部甲型流感（+/− 乙型流感）

普适性

美国国立卫生研究院：通用流感疫苗发展策略

为实现研制出通用流感疫苗的阶段目标，将在病毒流行病学、免疫学、疫苗设计三个主要方面以及相关资源和技术支撑领域，系统布局科学研究方向，研发一种能够持久防御多种流感毒株以及包括可能流行病毒株的流感疫苗。

"三问"：病毒自身的问题、免疫功能的问题、疫苗设计的问题

对流感病毒传播、流行病学和致病机理的研究将直接影响到疫苗的保护效果，研究病毒流行和临床发病机制之间的相互关系、疾病流行和环境因素的作用关联，季节性流感中重症患者和婴儿、老人的临床致病机制，动物与人类之间感染流感病毒的抗原监测和比较分析；将对流感疫苗免疫对象人群所在区域，提供更为准确的疫苗毒株组分预测信息，制定在疫苗接种人群中改进疫苗策略，以及预警和应对可能变异的新型病毒株。

对流感病毒免疫性以及人体免疫保护功能的研究，是回答人体保护效果的关键，研究人类在已经预先自然感染或者免疫接种条件下免疫系统的保护制剂，疫苗引发的先天性免疫系统和获得性免疫系统对抗病毒的反应机制，研发标准化和一致化检测诊断标准和疫苗技术平台；将为在预先免疫条件下新型流感毒株疫苗的保护性提供更优策略，激活和强化体液免疫和细胞免疫的抗病毒效应，以及建立基于新的标准化疫苗功效评价和设计支撑。

通用流感疫苗的理性设计，将基于新的科学理念和技术实现突破，设计病

毒血凝素非表面展开抗原、神经氨酸酶、离子通道 M2 以及核蛋白等疫苗功能抗原，设计增强免疫反应、保护持久性和广度的特异性疫苗佐剂，设计新型疫苗、佐剂和接种系统临床试验平台系统；将可能发现针对流感病毒的稳健、广泛、持久防御的保护效应，发展识别诱导人体产生广泛长期保护效果的新型抗原 / 佐剂组合，为下一代流感疫苗的研发和评估创造临床试验条件和环境。

"三问"之外，再简要地介绍一下"四立"。

"四立"：建立动物模型、建立监测系统、建立免疫标准、建立预测体系

没有任何单个动物模型可以完全说明人类的疾病，建立促进疫苗研发所需的动物模型显得重要。人在一生中接触流感或接种免疫各异，建立个体群组的流行病学和免疫反应监测系统以便验证优化疫苗设计。人类健康免疫临床体系的建立，是最真实反映疫苗在病毒感染与免疫功效的标准。系统生物学是一个交叉学科领域，建立资源和信息大数据分析系统将提升流感预测和疫苗设计能力。

计划属于未来，现在来聊聊当下，摸一摸河里的石头。

"猜不透心思"的血凝素

血凝素无疑仍是首当其冲的攻关对象，以血凝素作为构建通用疫苗的骨架，能够诱导人体产生非常好的免疫原性反应，使其成为通用流感疫苗设计的"首席"。

2013 年，美国马里兰州疫苗研究中心的科学家研制出一种能够抵御绝大多数流感病毒的通用疫苗，将流感病毒血凝素蛋白抗原，与血液中的铁离子转运蛋白融合，诱导小鼠体内所产生的广谱抗体，可以中和绝大多数的流感病毒，甚至可以预防还未出现过的病毒变种。雪貂是流感病毒的动物易感模型，进一步的研究显示，疫苗注入雪貂的体内后可以抵抗 1934—2007 年间出现并流行的所有流感病毒。

2015 年，美国的两个研究团队，通过以 H1N1 流感病毒血凝素蛋白为骨架，通过基因重组技术，改造获得了重组血凝素基底蛋白质；将血凝素基底蛋白与

一种铁离子蛋白质自组装，构建了一个由 24 个铁离子蛋白质包裹着 8 个血凝素蛋白质的大分子颗粒。为了验证两种候选疫苗的"广谱"功能，两支团队分别使用 H5N1 流感病毒来测试，在动物试验中，疫苗产生了高水平的抗体水平，并在动物体内产生了良好的保护效果，在迈向通用流感疫苗的研制道路上取得重要成果。

2018 年，美国佐治亚州立大学的一项新研究表明，研究人员开发出一种纳米通用疫苗来对抗甲型流感病毒，正是基于血凝素的基底非常保守的蛋白质结构域，这种疫苗可以在鼠体内产生持久的免疫力，从而突破现有季节性流感疫苗的局限性，充分保护它们免受各种甲型流感病毒的侵袭。

这是一种将蛋白质基底包装成为双层蛋白纳米颗粒，通过肌内注射给小鼠接种了两次疫苗，随后，接种后的小鼠暴露在 H1N1、H3N2、H5N1 和 H7N9 流感病毒环境中，结果显示，疫苗提供了普遍而完全的免疫保护作用，成功抵御了致命的流感病毒，并极大地减少了小鼠肺部的病毒载量。未来，疫苗在人体内的免疫力的时效性与持久性，仍需在临床试验中进一步测试。

多基因"大规模防御性武器"

RNA 分为许多种，微小 RNA（microRNA/miRNA）是细胞中长度约为 22 个核苷酸的单链 RNA 分子，这一类 RNA 不参与蛋白质的编码，可以调控基因表达和蛋白质功能，正因为 RNA 的分子很小，所以，常常被用来作为分子生物学的"基因工具"。

2015 年，中国科学院研究团队在流感疫苗研究领域取得新进展，证明了靶向流感病毒保守片段的 miRNA 可作为流感防控的新手段，通过免疫小鼠实验发现，疫苗对同源的 H1N1 亚型流感病毒感染有 100% 的保护效果，对于异源的 H5N1 和 H9N2 亚型流感病毒也具有 40% ～ 100% 的保护效果。

该团队成员利用软件设计和细胞体外筛选，一共获得了 7 条针对流感病毒的保守基因 NP、M1 和 M2 等具有高效抗病毒效应的 miRNA，并把筛选获得的 miRNA 克隆至腺病毒载体，获得 7 株表达不同流感特异的 miRNA 的流感疫苗，下一步，将有望研发成为新型广谱的通用型流感疫苗。

"不走寻常路" 的细胞免疫

细胞免疫，也是抗病毒感染免疫的主要力量，可以分化形成杀伤性 T 细胞，消灭已经被感染的宿主细胞，还可以分化形成辅助 T 细胞，释放细胞因子调节血管通透性，促使巨噬细胞等活化，清除机体外来病原等入侵，并与体液免疫释放抗体共同协作发挥抗病毒功效。

科学家已经发现了一系列基于流感病毒内部结构的多肽类，人体免疫系统能够产生多种类型的 T 细胞，而 T 细胞能与白细胞抗原递呈的流感病毒多肽发生作用，根据病毒保守结构的肽类设计流感疫苗，将活化 T 细胞免疫应答反应，能够长时间提供对广谱流感病毒株的免疫功效，促进通用流感疫苗的发展。

氨基酸之间通过肽键结合就形成了肽链，多个肽链通过具有一定功能的空间结构组成蛋白质。这些病毒内部结构中保守的肽类，几乎能够从所有的流感病毒株内找到，目前，这种疫苗仅仅在特定病毒的试验中获得良好效果，为潜在流感通用疫苗的发展提供了可能的发展愿景。

2013 年，英国伦敦帝国理工大学的科研团队发现，在流感季中健康状况良好的志愿者体内拥有的 T 细胞数量要远多于流感患者，这种杀伤性 T 细胞会对流感病毒核蛋白产生抵抗功效。流感病毒的核蛋白稳定并且不易发生变化，依此设计能激活体内 T 细胞快速扩增的疫苗，将有效抵抗大多数流感病毒，大大增加疫苗对流感的有效防控范围。

2014 年，美国的科研团队发现在流感大流行中，有些老年人尽管缺乏 B 细胞诱导的体液免疫反应，但却有针对新型流感病毒的保守 T 细胞表位免疫应答。通过筛选 H1N1 流感病毒的血凝素和神经氨酸酶基因保守序列，这些保守蛋白质表位将可被用于开发新型 H1N1 流感疫苗。

通过对 1980 年以来流感大流行的病毒基因序列进行分析，研究人员共分析了 5000 多种血凝素和神经氨酸酶序列，最后选择 13 种血凝素和 4 种神经氨酸酶保守序列，涵盖了 84% 的大流行 H1N1 流感毒株结合表位，且免疫原性高于或等于其他流感毒株 95% 的表位，可成为潜在的 H1N1 亚型流感疫苗候选组分，并将有可能作为一种通用流感疫苗的基因工程系统，应用于预防其他流感亚型。

中和抗体的"宽阔大道"

无论何时，站在抗病毒的一线，也是最直接的疫苗效果评价。"抗体"，总是第一时间闪进疫苗设计的最前沿，自人类发明疫苗以来，首要验证就是中和抗体水平和功效，故而也成了通用流感疫苗研究的热点。

2009 年，美国哈佛医学院的研究人员通过噬菌体展示技术，发现了一组有广泛中和活性的人流感病毒中和抗体，抗体能高效地与血凝素基底结构保守的区域结合，阻止流感病毒与细胞膜的融合过程，使其丧失感染人体细胞的能力，有望发展成为有效的人单克隆抗体。

2011 年，英国和瑞士科学家通过 X 射线晶体技术，分离出一种能中和所有甲型流感病毒的超级抗体，该抗体注射到小鼠和雪貂体内后发现，该抗体可保护实验动物免受病毒的感染，包括了甲型流感病毒两个大组的 16 种亚型，成为研制通用流感疫苗的关键里程碑。

2011 年，美国科学家通过医学筛查，发现了一种名为 CH65 的中和抗体，具有对 30 多种流感病毒的中和功能，通过异性结合流感病毒血凝素阻断病毒入侵人体细胞，研究人员并将继续研究免疫系统对抗体的选择，为寻找通用流感疫苗提供线索。

2011 年，美国和荷兰研究团队发现一个名为 CR8020 的抗体，动物实验显示，这种抗体对 H3 和 H7 两个病毒株系有效。而在此之前，该团队发现了一个名为 CR6261 的抗体，动物实验显示，这一抗体对包括 H1N1 等 H1 病毒株系有效，抗体通过阻断病毒 HA 基底保守区域与细胞结合感染过程，如果将两种抗体组合起来，将有望研制成一种强力、长效的通用流感疫苗。

2012 年，科学家通过收集流感患者的骨髓标本，从骨髓细胞的记忆中获取了曾经产生过的抗体资源库，并从这个抗体库中分离出一个新型抗体：C05，这是一株甲型流感病毒的单克隆抗体，能够在细胞和小鼠实验室预防病毒的感染，还能够用于被流感病毒感染后小鼠的治疗，持续 3 天有效率达到 100%，对设计通用流感疫苗和抗体治疗具有很好的启示。

研究人员通过 X 射线晶体成像技术发现，抗体 C05 避开了流感病毒受体血凝素的高度可变区结合，反而利用一个独特延长的蛋白质环状结构与受体结合，而这一受体结合区在病毒株间的变异不明显，使得 C05 可以与许多亚型范围内中和各种甲型流感病毒，包括 H1、H2、H3 和 H9 亚型，都能通过这种独特的方式中和流感病毒而起作用。

C05 能够如此精确地与血凝素特殊区域结合，以抗体上的单一环状结构高度集中地与受体结合，这种方式确实非同凡响，同时解决了抗原性和变异性问题。然而，尽管在人体外构建抗体库中的这一发现让人激动不已，如果能设计一种通用抗原，刺激人体产生 C05 这一类功能型的抗体将更意义非凡。

2012 年，荷兰和美国的研究团队发现 了首个可抵抗所有乙型流感病毒的人类单克隆抗体。之前已经发现的 2 个单克隆抗体，能够中和整个甲型流感 1 组和 2 组病毒谱，对乙型流感广谱单克隆抗体的发现，填补了甲型、乙型人类主要流感病毒型中和抗体的空白，是通用流感疫苗研发和抗体治疗的重要环节。

新的研究报告证实了三个人类乙型流感病毒单克隆抗体的活性，其中，CR9114 抗体在小鼠实验中，成功击退了甲型流感病毒和乙型流感病毒。通过发现抗体与病毒表面主要结合区域的蛋白质，基于 CR9114 抗体 – 抗原设计的可能发展成为通用疫苗，通过提供长效保护以抗击所有甲型流感和乙型流感病毒，并用于甲型流感的免疫治疗医学。

2013 年，中国科学院研究团队针对 2009 年的 H1N1 流感疫情，研制出了甲型流感病毒广谱中和性全人源单克隆抗体，研究表明，这些中和性抗体可以抑制由病毒血凝素与人宿主细胞膜融合作用，从而抑制病毒进入细胞。流感病毒广谱中和性抗体可以对抗多种亚型的流感病毒，全人源性单克隆抗体具有高度专一性，不会被人体免疫系统攻击而且安全性高，可直接用于临床医疗，对流感治疗性抗体和流感通用疫苗研发具有重要参考价值。

科研人员从接种 H1N1 流感病毒疫苗志愿者身上，获取了识别血凝素蛋白的特异性记忆 B 细胞，通过单细胞基因克隆技术获得全人单克隆抗体。结果显示，抗体能够识别位于血凝素基底的抗原表位，获得的 7 株抗体具有中和 H1、

H3、H5、H7、H9 不同亚型流感病毒的活性。

2015 年，中韩科学家合作发现了一种新的人类抗体，可以中和小鼠体内多个亚型流感病毒。研究人员从 H1N1 感染恢复患者的免疫细胞中，分离出一种具有强效对抗病毒能力的抗体，通过连接血凝素的两个单体而发挥作用，给感染了甲型流感的小鼠使用后，可以使小鼠对 H1N1、H3N2 和 H5N1、H7N9 亚型病毒产生广谱保护效果，有望在探索新的抗病毒疗法中发挥作用。

疫苗"上游"的核酸们

核酸疫苗的设计理念，还是要通过抗原蛋白质的功能来体现，无论是 DNA 疫苗还是 RNA 疫苗，其优势在于核酸操作的快速、精确性以及高效分子生物学技术手段，另外，可作为潜在的蛋白质类疫苗"下游"预备军。

2012 年，德国科学家设计了一段 mRNA，直接编码 H1N1 流感病毒血凝素蛋白质，通过注射合成 mRNA 到小鼠体内，利用动物细胞生产血凝素病毒蛋白抗原，并引发免疫反应保护老鼠、雪貂和猪免受流感侵害，预期很可能对人类也有保护效果。

与其他 DNA 流感疫苗设计不同的是，DNA 疫苗需要进入细胞核才能读取遗传信息，进而转录成 RNA 后，才可以翻译成为目标蛋白质，而 RNA 疫苗则简单直接，能够在细胞核外即可编码蛋白质；此外，研究团队通过基因技术增加 mRNA 自身的稳定性，尽管不是流感通用疫苗，却不失为一种精确高效的疫苗发展技术。

2013 年，美国亚利桑那大学的研究工作者设计搭建了一个疫苗构建系统，通过工程化的细菌载体，将 DNA 疫苗高效传递到宿主细胞中，DNA 疫苗可以在宿主细胞内编码表达疫苗抗原蛋白质，诱导人体产生特异性抗体和免疫反应，并在小鼠中证实了流感疫苗的有效性，这一技术将为广谱疫苗的快速研制提供条件平台。

阻滞羁绊的"建模"疫苗

信息时代的到来，让许多实验可以通过数据的模拟，提出可能的疫苗设计方案，通过建立各种计算模型，与科学和临床数据相结合，推演出流感病毒的感染和人类疫苗的功效之间的相互关系，不失为一种"间接预防"的方案。

2012年，美国普林斯顿大学研究人员发展一种新型疫苗可以抑制流感病毒的变异和传播，其作用于病毒的蛋白质保守区域，可以抵抗病毒对免疫系统的进攻和破坏，使流感病毒的毒性降低，使其更难传播。他们预测，疫苗不仅可以保护人们免受感染，还可以降低咳嗽和流涕等流感症状，从而降低病毒传播的机会。

这个团队通过计算模型，把疫苗临床数据和流感病毒演化和流行模型结合，设计的新型疫苗抗原针对流感病毒的多个保守功能组分，通过流行性和传染性这两个流感暴发的指标来考察通用疫苗的有效性，即使病毒可能还会感染人类，但是却不能造成很大的危害。

另外，新型疫苗的设计理念，是通过截断流感传播来截断流感演化，"通用"流感疫苗与现行流感疫苗共同使用，当前疫苗在换代之前可使用更长时间，再通过截断流感演化来截断流感传播，将其病毒演化程度和传播能力降低和减小。

"保守派"的反击

基质蛋白2（M2）是甲型流感病毒的跨膜蛋白，在甲型流感病毒的不同亚型之间具有非常高的保守性，可以作为通用流感疫苗保守靶标，相对于强势的"激进派"血凝素，以基质蛋白2作为有效抗原组分的疫苗，常常苦于那一段被隐藏的微观时空。

1999年，比利时科学家通过增强流感病毒基质蛋白2的免疫原性，把基质蛋白2与乙型肝炎病毒核心蛋白融合制成疫苗，通过对小鼠进行腹腔免疫和鼻内免疫，发现对流感病毒具有保护效果，并有助于清除肺内病毒，在末次免疫之后6个月小鼠体内仍存在免疫力，预测该疫苗能广谱抵抗甲型流感病毒株。

2011年，韩国研究人员开发了一种口服疫苗，基于流感病毒基质蛋白2作为抗原，在小鼠肺中诱导免疫反应，基质蛋白2在不同类型的流感病毒高度保守，口服疫苗能够帮助小鼠预防多种流感病毒感染，包括高致病性 H5 亚型和 H1 亚型病毒，但是，同样的疫苗经注射却不能达到预防效果，说明目前抗病毒感染的保护是有限的。

2018 年，中国科学院科研人员成功研制了一种新型广谱性抗流感病毒黏膜纳米疫苗，基于自组装纳米颗粒展示 H1N1 流感病毒保守抗原基质蛋白 2 表位，疫苗经鼻腔免疫，可以诱导产生强烈的体液免疫、细胞免疫、黏膜免疫应答，使用过程更加安全方便。疫苗不仅可以完全预防 H1N1 流感病毒，也可以抵抗 H9N2 流感病毒，这一疫苗研制新策略在未来有望发展为广谱抗流感疫苗。

核酸和蛋白质"双管齐下"

当蛋白质疫苗遇到瓶颈，核酸疫苗被召唤做先锋，这一办法不仅仅在流感界，还会"跨界"到其他疾病疫苗的研制，常常被用来作为一种"升级版"方案。

2010 年，美国卫生研究院的科学家开发出一种通用型流感疫苗，研究人员采用 DNA 疫苗和灭活／弱毒疫苗两步接种方式，在实验鼠、雪貂和猴子身上进行的试验中，成功地产生了可抵抗多种流感病毒毒株攻击的抗体，为开发长效预防各种流感毒株的疫苗奠定了基础，下一步，将开展人体免疫的安全性和免疫学评估。

DNA 疫苗和灭活／弱毒疫苗都是针对流感病毒血凝素或神经氨酸酶抗原，试验中，科研团队首先使用 DNA 疫苗来启动（Prime）机体的免疫系统，然后通过灭活／弱毒疫苗增强（Boost）免疫效果。研究发现，这种"启动－增强（Prime-boost）"的免疫模式，可以诱导流感病毒 HA 基底这一保守区域抗原产生免疫反应，有望发展成为通用流感疫苗的新方法。

超敏感的"八大金刚"

一般来讲，通用流感疫苗的设计，常常就冲着体液免疫或者细胞免疫杀将过去，而这一回，设计者另辟蹊径，选择了偏师出征，可不止一支队伍，"八面埋伏"，一齐奔着干扰素来了。

2018年，中美科学家研制出一种新型"超级干扰素敏感"（Hyper Interferon Sensitive，HIS）毒株流感疫苗，可提高免疫系统对抗流感毒株的能力，动物实验显示新疫苗安全有效，可在动物体内诱发强免疫应答，这一成果将有望研制出通用流感疫苗，为新一代病毒疫苗研制提供了思路。

干扰素是宿主细胞分泌具有抗病毒和调节免疫功能的蛋白质，流感病毒自身或通过演化可以避开干扰素，研究团队在对比分析流感病毒全基因组与干扰素敏感性关系后，提出了一种疫苗开发的系统方法，将8种干扰素高敏感性的流感基因整合组成一种新流感毒株HIS。

HIS病毒在宿主细胞中高度减毒，但能够诱导干扰素反应，引发持续的体液和细胞免疫应答，并能针对同源和异源病毒攻击提供的保护，这一方法同时

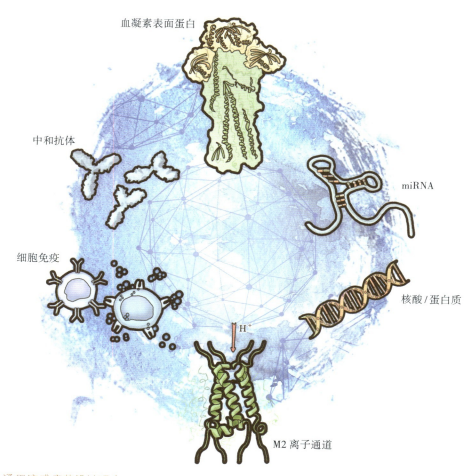

通用流感疫苗设计理念

减弱病毒毒力并促进增强免疫反应，可对抗流感病毒株 H1N1 和 H3N2 亚型，可望广泛适用于针对其他病原体的疫苗开发。

不觉已经摸了好多石头，可以叫做"九牛一毛"，这些通用流感疫苗的设计，无论是把抗原、抗体、融合蛋白质、纳米颗粒、多肽作为研究对象，还是用 DNA、RNA，甚至数据模拟来开展实验活动，都是为了通用流感疫苗的"也许那一天"。

比如，也许那一天，科学家正在实验室里面"采蘑菇"

在电子显微镜下，血凝素的结构如同一只"小蘑菇"，"蘑菇头"的头部表面抗原展开区域，是抗体识别的主要区域，也是频繁突变的主要区域，目前的灭活疫苗主要成分也是来自这里；基底"蘑菇身"被"蘑菇头"覆盖后，难以展开抗原区域，免疫原性和抗体识别度低，却相对于后者更加保守而不易突变。

这可难为了采蘑菇的小姑娘，好采的蘑菇年年采，不好采的蘑菇偏要采。

如果将基底的抗原展开更好地被免疫细胞识别，又能够具有很好的免疫保护作用，又能够获得很好的广谱抗病毒功效？不过，毕竟血凝素是病毒表面的活性蛋白质，通过蛋白质结晶成像技术，我们可以得知血凝素蛋白是由 3 个蛋白质单体以三聚体的形式存在，这只小"蘑菇"的空间长度只有约 13.5 纳米，"蘑菇身"的空间长度只有约 7.6 纳米。

在这种极端的微观尺度下，可不是那么容易轻易就能"掰"开的，稍有不慎，不仅失去血凝素蛋白质的活性功能，甚至整个蛋白质的结构也会被破坏，只剩下成片"蘑菇"的分子云彩。

于是，又有了新的一天，直到通用流感疫苗的"那一天"

我们要面对的新挑战是什么？

第十章

百年

从 "A" IV 到 "Z" IKV，新发和再发病毒不断袭扰人类，没有硝烟的 "疫战" 一刻也未曾停歇，新的病毒不断被发现，发现的病毒不断演化，流感病毒、冠状病毒、埃博拉病毒、寨卡病毒等，携带着 "致命武器" 向人类气势汹汹扑来，我们必须 "升级装备" 时刻准备着。

1. 新科技进步

2018 年，新世纪已经走过了近 1/5，像往常一样，每年都会有一个流感季，问题是这个流感季的严重程度会怎样，已经有报道在全球出现的流感袭击，过完了寒冬之后，这个公共健康的威胁仍潜伏在我们周围。

美国疾病预防控制中心报告，本土所有州在同一星期均发生流感流行情况，这在过去的 15 年间也是第一次。在中国，与紧接 2009 年流感大流行之后几年的流感季相比，报告的流感病例数量增加了两倍，也是我国流感有记录以来的第二高位数量值，许多病人出现了严重的临床症状，甚至接受住院治疗。

这些事件应该引起我们的关注，如何不再重蹈一次大流感的覆辙。

从监测数据分析，2018 年流行的流感病毒类型复杂：包括 H1N1、H3N2 甲型流感病毒，乙型流感病毒山形系、维多利亚系在世界各地均有病例被报道。英国和美国主要是 H3N2 甲型流感病毒，中国主要是 H1N1、H3N2 和乙型流感病毒山形系，以及少部分的乙型流感病毒维多利亚系。尽管全球做出最大努力来预测即将流行的病毒株，疫苗只实现了中等程度的保护，开发通用流感疫苗的呼声越来越高。

自从 1997 年在中国香港发生的 H5N1 禽流感感染人类事件以来，人类遭遇不同亚型禽流感病毒感染时有报道，并具有 30% ～ 70% 的高病死率，至少有 15 种甲型流感病毒，如 H1N1、H2N2 和 H3N2 等被发现在人类流行。在组成甲型流感病毒的 8 个基因中，除了已经被发现的 16 个 HA 和 9 个 NA，另外 2 种 HA 和 NA 也在蝙蝠中露出了"端倪"。简单地掐指一算，就会发现 HxNy 亚型所具有的 144 种（不计蝙蝠的两种新型流感样病毒）排列组合数字。

自然界，候鸟迁徙千万里追寻着陆；生活中，活禽交易掀起气溶胶飞扬，东亚和东南亚拥有广大的禽类运输以及活禽交易市场。让我们不得不对禽流感跨物种传播人类产生忧虑，一旦病毒变异致使致病毒力和传播能力增强，人类将面临的危险概率也将会随之增长。至少在人类社会疾病防控的体系中，要尽可能采取限制接触活禽类，有效切断病毒传播的途径，从改变行为的模式努力转化为维护健康的行动。

流感病毒并不孤单，冠状病毒的现身，是我们既陌生又熟悉的引起呼吸综合征病毒。

2003 年，"非典"的暴发，很快席卷了中国的主要城市，随之而来的还引起极大的恐慌与担忧，而这次由萨斯冠状病毒引起的重症急性呼吸疾病，也使得世界上最大人口国家建立起了病毒监测和疾病预防系统，随着公共卫生体系的不断完善，也逐渐成了世界卫生组织和国际组织合作的重要基石。

2012 年，中东再次出现一种新型莫斯冠状病毒，在沙特等地区引起人类感染，并在世界范围内出现一些病例，包括游客输入性的病毒传播。2015 年，莫斯在韩国暴发流行，其中一例莫斯冠状病毒携带者进入中国边境，很快被发现并隔离，通过系列疾病防控措施避免了进一步感染，监测预警网络为这一威胁因子的及时发现提供了保障，抗莫斯冠状病毒的药物和疫苗研究也不断取得进展。2018 年，中东莫斯再次"光顾"韩国……

世界上最危险的病毒之一，1976 年首次被发现于非洲一条河流的村庄，并以此河命名的埃博拉病毒再次入侵人类世界，这一次，走出了非洲。

2013—2015 年埃博拉疫情在西非暴发，并影响到非洲、欧洲和北美多个国家。为了有效应对埃博拉疫情，病毒候选疫苗的研制启动，考虑到毒株变异可能会对疫苗效果产生不利影响，所以，通过 175 个病毒基因组全序列测定，从而确证了埃博拉病毒突变的程度，目前的实验疫苗预测有效。此外，抗病毒药物被研制并用于疾病治疗，ZMapp 混合型抗体和水疱性口炎病毒（VSV）和腺病毒（Ad5、Ad3）疫苗的研制，对控制病原的传播发挥了重要作用。

埃博拉的疫情渐渐被控制住，两年过去了，南半球却不太平，与非洲大陆隔海相望的南美洲又拉响了寨卡病毒的警报。

尽管寨卡病毒最早在 1947 年即为人所知，然而，却因为其导致新生儿小头症，关系到亿万家庭的下一代，再次挑动了全球人类紧绷的神经。继 2007 年在密克罗尼西亚和 2013 年在波利尼西亚的小规模暴发后，2015—2016 年，巴西发生了寨卡病毒的流行，并快速扩散到至少 84 个国家和地区。尽管在 2016 年 11 月，经过全球响应共同抗击才平息了寨卡疫情，然而，这次病毒感染的疫情还将遗留长期的不利影响。

2017 年，寨卡病毒还未远离，安哥拉和巴西暴发黄热病流行，黄热病毒被一名从安哥拉回国的工人带入中国；而几乎与此同时，裂谷热病毒（Rift Valley Fever Virus，RVFV）被另一名归国游客带入中国。这些事件的发生说明，人类越来越难预料下一次新发和再发传染性疾病的暴发，以及病原的身份种类、出现的时间和地点。

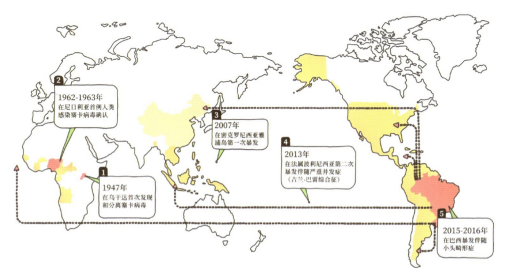

寨卡病毒在全球的流行和暴发

　　无论是萨斯冠状病毒或是莫斯冠状病毒这类新发传染病病原，抑或埃博拉病毒或寨卡病毒等再发传染性疾病病原，以及可通过突变和重配的流感病毒，通常被人们所忽视或遗忘。

　　全球化、城镇化和气候变化将影响病原的致病性、传播以及其携带宿主，使得未来疾病防控的形势更加严峻，人类需要进一步加强前瞻性策略，需要"同一健康（One Health）"的概念，需要从关注动物健康与生态环境发展中解决人类疾病问题，更需要细致周密的系统工作，比如升级病原监测系统和发展抗病毒疫苗药物以及有效的疾病控制措施。现代疾病治理体系，是由科学家、临床医生、公共卫生专家和护理人员等组成的综合性组织，已经具备了面对已知病原谱疾病挑战的能力，应对每项挑战需要的是攻克的时间与特定的途径，更大的挑战需要我们在未来去战胜，或许，我们会遭受失败，然而却要从失败中站起来，再去获取成功。

　　新发和再发传染病病原的传播没有国界，也不受地理边界限制，"旅游"无须签证，随着国际交流的日益频繁，由病原引起的疾病预防控制已经成为全球性问题，未来跨国界的国际合作将成为大势所趋，而这一理念已经开始启动并付诸实践。

　　全球病毒组计划将在全球范围内寻找并发现未知病毒；美国疾病预防控制中心和中国疾病预防控制中心援助成立的非洲疾病预防控制中心网络将极大提升世界各地的监测能力，更好地融入推进 21 世纪"大数据"时代的全球系统；由世界银行与世界卫生组织、日本和德国合作发起的基金计划，将向发展中国家提供资金应对疾病暴发风险；挪威流行病预防联盟、盖茨基金会、惠康基金会和世界经济论坛将为疫苗研发和临床应用予以支持。

　　基础研究是科技创新活的灵魂，是公共健康政策和创新合作行动的指南，我们不应该忘记所有这些铭刻的事实，从已经和正在发生的历史中汲取经验和教训，站在巨人们的肩膀上，激发新时代的动力引擎，全面应对全球疾病大流行的暴发。

　　　　"在每个国家，知识都是公共幸福的最可靠的基础。"

　　　　　　　　　　　　　　　　　　　　　　——乔治·华盛顿

"正气存，邪不侵"——自身免疫和致病因子是健康博弈的"白"子与"黑"子，医学昌明、科技进步是保障人体健康的基础，疾病防控、科学普及则是祛除感染致病的手段，有了科学的意识、科学的知识和科学的方法，才是健康中国的正确打开方式。

2. 新健康中国

在中国科学院奥运园区的两块石头上，一块来自中国的泰山写着"宁静致远"，一块来自日本的富士山写着"格物致知"，纪念中日乃至全球的科技合作。

即使有人预测过，在第一次世界大战期间会有某种流行性疾病出现，即便也进行了充分的准备，然而最终却只能眼睁睁地看着疾病肆虐。在医学有望对抗病魔之前，它首先必须是科学的，而科学不是一个行为或者说一个改变，而是一种行为模式或者一种认知积累，科学技术能够被称为是第一生产力，就绝不会轻易就能获得，甚至可以说是最难啃的"第一硬骨头"。

在 1900 年的美国，医学院的门槛还是比名牌大学低得多，至少有 100 所医学院规定，只要缴纳学费就可以跨进医学院的大门，最多只有 20% 的医学院要求申请入学的学生必须具有高中毕业文凭，不需要有任何的专业科学教育。全美只有一所医学院要求其学生具有大学文凭，新生入学后，学校一般也不会再为学生们补充背景科学知识，很多医学院的学生只要在校期间上过课并通过考试，甚至连病人都没有接触过，也被授予了医学学位。

今天全球医学的发展，已经发生了巨大的进步，一名专业的医学院学生，在接受了系统的科学教育课程后，还要在医院实习，并且取得一系列医学资格证书，通过各种医生评估和考核，才能在医疗机构中获得职位。在这期间，自然科学的发展也催生了医学领域的革新，并渐渐开始由自然科学在医学中的研究，转化为医学问题在自然科学中的发展。

这是对自然科学提出的一项更高的挑战，诚如感冒即是很好例证，就临床医学而言，感冒症状大多类似，病理也都依循呼吸道疾病的发展趋势；深入研究以后就会发现，引起感冒的因素纷繁复杂，各种细菌的组合变异、各类病毒的流行重组/重配、个体免疫功能的不同反应、疫苗药物的功能药理，如此种种，看似一个宏观的问题，却需要极其细致的微观解决方案，在微生物的世界干大事，全世界人民团结起来"大干"。

科学的道路从来都不是平坦的，科学家需要耐得住寂寞、沉得下心，放弃追逐那些简单的数量指标，放弃所谓的光环诱惑，扎扎实实做好学问。犹如一幅名画，我们在读书或者学习的时候，老师在讲解世界名画的时候，常常会告诉我们这些画作的过人之处，可能还会带出专业晦涩的术语来评价，如果不是对艺术有着超乎寻常的激情，或是家庭环境的熏陶培养，彼时的我们可能还是无法体会作品之伟大。偶然有一天，当我们有机会再接触到一些初级或起步阶段的画作时，脑海中忽然闪现了曾经同类作品中的杰出名画，似乎都能与那些专业评语联系起来，或是尽管无法表达却在内心深处激起强烈的认同感。

无论在寂寞的黑夜中沉寂了多少世纪，那些扎扎实实的学问，犹如一幅幅旷世经典的名画，在人类认知的世界中将不再是一盏孤灯，而是照亮文明的璀璨光辉的宝藏。

"机遇偏爱有准备的头脑"，这也正是潜心科研、甘于寂寞的原动力。在逻辑原理中，有一个大家普遍认识的因果关系：充分条件和必要条件，如果甲能推出乙，那么甲就是乙的充分条件；如果没有甲，则没有乙，那么甲就是乙的必要条件。在我们的生活和学习中，常常会抱怨"条件不充分"，如果能够有充分条件，那么我就能够做成某件事情。可是，在我们的生活当中，几乎没有什么事情满足完全的"充分条件"，因为，运动是永恒，静止是相对的。

在艰苦岁月中，有条件要上，没有条件创造条件也要上。只有充分地去利用已有和创造必要条件，最后才能达到所期望的目标，而这里所指的"利用"和"创造"，都属于充分条件的内涵，而且包含了"机遇"的条件。

在现今社会竞争激烈的新时期，有困难要上，没有困难创造困难也要上，这是大家激励自我的一种乐观态度，"必要条件"是大家所普遍认同的成事要素，而真实客观地认识自我，正是这一要素的基本需求，每一个人都有自己的人生选择，一天只有 24 小时，不能啥都要。

"世界上怕就怕认真二字"。科学研究发现，在人类中传播的 263 种已知病毒，仅占疑似潜伏的、可能感染人体的病毒总数不到 0.1%。一流的疾控需要有一流的技术来支撑，以 H7N9 流感病毒为例，只有将它研究个"底朝天"，才能知道我们的研究究竟在认识病毒的道路上走了多远。科学技术要达到世界一流水平，行动总比嘴说更重要，"言必行、行必果"。

科学进步与社会发展依赖于四个"C"。一个"C"是"Cooperation（合作）"，第二个"C"是"Competition（竞争）"，第三个"C"是"Communication（交流/沟通）"，第四个"C"是"Coordination（协调）"。没有竞争，科学就无法进步；只有竞争，再加上竞争中的合作，才能使中国科学真正立于世界之林。科学的竞争是通过提升自身的实力去"争"，进步的合作是在双方共赢的愿景下"合"，是为了将自身提升实力至更高水平，代表和引领世界科技的水准和进步。科学家之间需要沟通与交流，遇到无法交流时需要协调，唯团队合作才能做出"大"科学。

传染病无国界最典型的例子，就是"中国香港打了一个喷嚏，加拿大多伦多救护车满街跑"。这个案例说的就是"非典"期间，一位中国香港人打了一个喷嚏，感染了一位在中国香港旅游的多伦多老人，老人乘飞机回国后，多伦多就有多位"非典"感染者，进而导致救护车频繁出动。可能有人觉得你离这些传染病很远，其实我们距离任何新发、突发传染病，只有一架飞机的"距离"。

我们正处于一场传染性疾病全球危机的边缘，没有哪一个国家可以免受其害，也没有哪一个国家可以高枕无忧，这并非危言耸听。全世界人民要警惕全球性公共安全风险，各种新的病原体一直在演变，它会在防范系统缺失或薄弱之处伺机暴发和蔓延、危害人类健康。

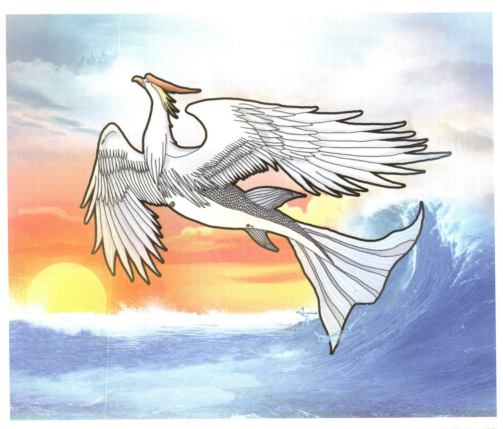

科技创新、科学普及是实现创新发展的两翼

全球的健康卫生国际合作，将致力于构筑强大可持续的疾控体系，建立专业敬业的疾控队伍，完善及时准确的沟通机制，发展联动协作的伙伴网络。各国在强大自身能力的同时帮助其他国家改善公共卫生系统，如援建非洲建立疾病预防控制机构等，在互惠共赢的基础上，使全球卫生安全网更加健全，各类健康威胁才无机可乘，为全世界人民的幸福带来健康和美好的光明前景，在国际舞台上共谱新时代梦想的大合唱乐章。

《论语·雍也篇》子曰："知者乐水，仁者乐山；知者动，仁者静；知者乐，仁者寿。"来自国际合作的国家名山之石，共享全球快乐生活的碧海蓝天，正好印证了疾病防控和健康长寿的宗旨。

科普，是用通俗易懂的方式向公众普及科学技术知识、倡导科学方法、传播科学思想、弘扬科学精神。传播公众对健康卫生的认识，强化公众对疾病预防控制的意识，增强公众对科学知识和科技成果的关注。通过融入百姓生活的喜闻乐见，通过承载科学知识理念的载体和活动，通过打造信息交流和互动参与平台，创造热爱科学、贴近人民、共建共享的自然和社会"大生态"。

科学家在探索发现科技创新的知识，还要在科技舞台上奉献科学普及的故事，"文质彬彬"，让创新和科普两翼齐飞。病毒旅行不需要签证，科学传播更不需要签证。一个强大的国家需要强大的科技做支撑，而科学技术的蓬勃发展则离不开科技载体的进步。要讲好中国科学故事，必须要有中华文化自信。科学文化是万年大计，科学创新要不忘初心，科学教育永远在路上。

没有全民科学素质普遍提高，就难以建立起宏大的高素质创新大军，难以实现科技成果快速转化。奥运会秉承的"更快、更高、更强"的运动精神，最重要的不是胜利，而是参与；正如在生活中最重要的事情不是成功，而是奋斗；最本质的事情并不是征服，而是奋力拼搏。只有将科学的深厚根基植根于广大人民之中，才能从参与中绽放精彩，从奋斗中孕育幸福，把科学论文写在祖国的大地上，把科技成果应用在实现现代化的伟大事业中。

1918年，大流感病毒在全球暴发已经过去了一百年，人类似乎仍然在两条道路上徘徊着：一条是死亡与战争之路，另一条是健康与和平之路。健康之路充满艰辛和挑战，却是无比地崇高与荣耀，这是一条民族伟大复兴之路，更是一条国际命运共同体之路。

3. 新时代使命

2018 年，注定将成为病毒学一个划时代的标志，人类病毒组计划（Global Virome Project）将描绘出全球病毒谱，让未知的成为已知，让被动成为主动，这一次，灵长类"宿主"开始行动了。

2018 年，在纪念给人类带来灾难的 1918 流感大流行百年之际，设立了"世界流感日"，以唤醒人类对流感的深层次认识。

《孙子兵法》有云："知己知彼，百战不殆；不知彼而知己，一胜一负；不知彼，不知己，每战必殆。"透彻了解敌我双方的情况，军队战斗百次，也不疲惫劳顿，则战斗力充沛。反之，完全不了解敌我双方的情况，军队战斗一次，就会疲惫不堪，则战斗力极弱。1900—2010 年，世界人口从 16 亿增长到 69 亿；病毒引起的新发传染性疾病也没有停下脚步，几乎每一年都有 3 种新病毒与人类会面。

野生动物栖息地被人类侵占，加速了病毒从野生动物到人类的"溢出效应"。犹如禽流感病毒的变异和跨种传播、冠状病毒引起的急性呼吸综合征、埃博拉病毒拉响了全球高危疫情的警报、寨卡病毒飞出草丛威胁人类的下一代，从这些人类的"疫战"中，似乎都能看到迁徙的候鸟、都市的家禽，洞穴的蝙蝠、沙漠的骆驼和雨林的蚊虫，这些病毒似乎适应了宿主的环境，可是现在，它们又发现了新的宿主——人类。

人类常常掉进"只见树木，不见森林"的思维陷阱，画一个大圆，或许走了一圈，发现病毒只是其中的一个点，而画圈的就是人类自己。我们为了去战胜病毒和病毒性疾病，开展实验活动去破解病毒的奥义，然而，却无意或有意增加了自然病毒和非自然病毒扩散的风险，从这个角度来看，似乎也是我们应该去思索考量"和平"开发的时候了。

如今，我们知道大概有150万种未被发现的病毒在野生动物中流行传播，现在已经可以发现和解析其中的绝大多数，将一个有限的未知转变为有限的已知，具备了将病毒学研究转变为大数据研究的科学能力，运用这些信息模式来转变人类的应对模式，将有限的已知延伸到无限的未知，"从被动反应到主动应对"病毒的威胁，守卫和保护人类的健康未来。

全球病毒组计划通过病毒检测和样品搜集，一方面，获得"病毒生态学"大数据，包括宿主范围、地理分布和流行病学；另一方面，通过测序病毒基因组获得数据库，建立一个综合自然病毒生态学和遗传学的病毒超级数据谱，基于这一变革性和颠覆性模式的升级，为世界提供公共健康"工具盒"，建立一个病毒威胁和传染性疾病的全球大数据库，发展新的应对未来威胁的对策和举措。

通过这一计划，人类将能够对每个病毒科的数千名成员进行比较分析，详细描述每种病毒的生物特征以及宿主范围、地理分布和流行病学等，识别最具潜在威胁的病毒，并针对防止"溢出"的措施。可谓，"百战"某一类病毒而"不殆"，而不是"每战"单个病毒"必殆"。

作为自然界的"病毒池"，禽类和哺乳动物是重点关注对象，这一计划将覆盖68.5%的全球哺乳动物病毒，获取全球85%的病毒组信息，将极大丰富我们对病毒与生命的认知。

2018年2月23日，《科学》杂志发表文章，全球病毒组计划启动。

2018年3月12日，世界卫生组织发布公告，列出潜在疾病威胁名单。

公告列出的名单中，是可能会造成公众健康危机并且缺乏有效的药物或疫苗，十分有必要尽快对其研究的疾病，不令人意外的是，克里米亚－刚果出血热、埃博拉、莫斯和萨斯、寨卡等病毒性疾病；令人意外的是，有一种疾病被称为"X"。尽管世界卫生组织对"X"疾病的定义非常复杂，概括一句话，未知的病原引起的未知疾病。

不知是世界卫生组织预示到人类病毒组计划的启动，将会进一步入侵野生动物的领地，预计未知的病原将会降临人间，还是预测到新的未知病原必将被发现，为世界人民敲响预防和准备的警钟。或许，两者皆有。

回首百年，流感病毒几乎时时刻刻伴随着人类历史，在这中间，有的病毒来过又走了，有的病毒走了又再来。从 20 世纪末开始，三个生命科学的巨大工程启动：人类基因组计划、人类微生物组计划、全球病毒组计划。

人类基因组计划测定了人类基因组 DNA 中 30 亿个碱基对的核苷酸序列，已完成的序列图覆盖人类基因组所含基因区域的 99%，精确率达到 99.99%。人类不是唯一的"独自登临"地球的生物体，人体内微生物数量是人细胞数量的 10 倍多，微生物基因组数量是人类的 100 倍，人类微生物组计划将研究微生物之间及微生物与宿主或者其环境的关系。病毒与微生物、病毒与人类、病毒与环境这些谜题也将慢慢被解开，然而，当我们重新审视所有计划的起点，就会发现，人类是所有计划的主题核心。

在世界历史的长河中，中国人古代将宇宙视为"天圆地方"，上天如同圆盖，八根支柱擎撑；大地如同棋盘，化为九州，生长万物生灵；海洋环绕着九州，"日月之行，若出其中。星汉灿烂，若出其里。"西方文明也曾经长期以"地心说"为核心宇宙观，还用美丽的神话来命名"围绕"着地球的太阳神"阿波罗"，直至"日心说"的科学发现，人类渐渐认识到地球不是宇宙的中心，到现在我们已经知道了太阳在银河系，银河系在"大爆炸"后的宇宙中。

病毒，这个甚至无法自我"独立"的生命体，却挑动着人类脆弱的神经，相对于人类，病毒简直单纯极了，唯一的目的就是生存，可是人类也要生存，需要体内亿万的细胞共同作用，还要体内的微生物细胞的相互作用，其中也包括了寄宿在细胞不致病的病毒，我们拥有了这个蓝色星球的所有资源，并创造

177

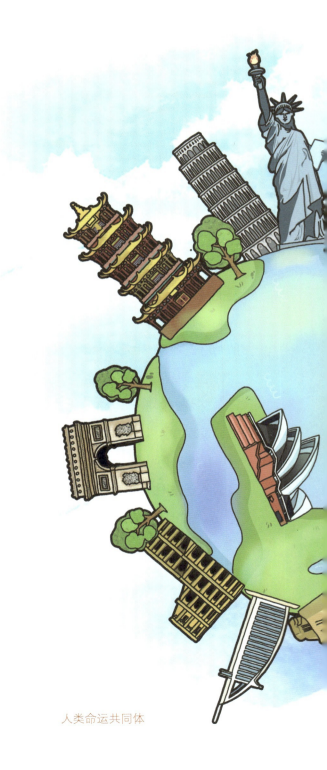

人类命运共同体

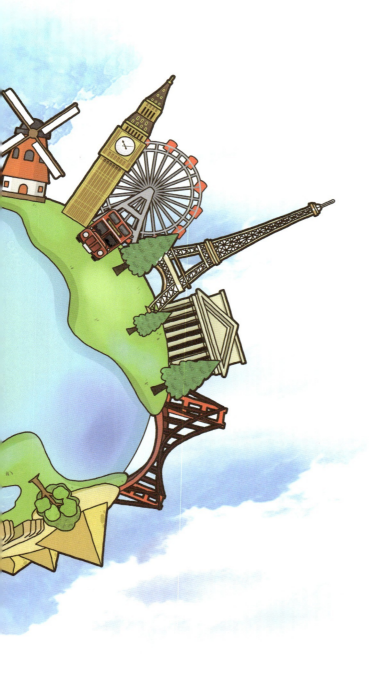

了璀璨辉煌的人类文明，可曾认真思考过，这些都是来自地球的恩赐和大自然的呵护。

人类历史上不断重复着的战争和疾病，生命可能轻易地随风而逝；我们所赖以生存的空气和水，也许正在进入某种不可逆的脆弱状态；环境中的生物多样性和自然资源，可能已经无法满足生态循环的基本底线。

一百年，人类从病毒的阴影中走了出来，为捍卫自己的健康走进了病毒的世界；一百年，人类不断在临床实践中披荆斩棘，在强大的科技引擎下不断实现突破医学；一百年，人类在世界各地疾病控制的征途中愈战愈勇，在全球的健康事业中构筑人类命运共同体。一百年，人类挣脱了地球引力的限制，尝试着去拓展生态圈之外的宇宙。一百年，人类创造了虚拟的精神家园和绿洲，现在是时候回到现实来维护世界和平。

流感病毒，躲也躲不过的敌人。

2018 年 5 月 1 日

大流感·100 年·里程碑

———— ◆◇◆ ————

1918 年	"西班牙流感" 大暴发
1931 年	猪流感病毒病原学鉴定
1933 年	人流感病毒病原学鉴定
1936 年	流感病毒鸡胚培养
1940 年	乙型流感病毒鉴定
1941 年	基于红细胞凝集的 HA/HAI 实验
1942 年	神经氨酸（苷）酶（NA）活性鉴定
1945 年	流感灭活疫苗许可
1947 年	世界卫生组织全球流感计划及世界流感中心成立
1950 年	丙型流感病毒鉴定
1957 年	发现干扰素
1957 年	H2N2 流感大暴发开始
1959 年	电子显微镜下的负染病毒结构
1966 年	金刚烷胺许可用于抗甲型流感
1966 年	冷适应病毒作为减毒活疫苗
1967 年	认识人类和动物流感病毒之间的抗原关联
1968 年	H3N2 流感大暴发开始
1969 年	发展高产率重配疫苗病毒

1971 年	流感病毒蛋白质的组分表征
1971 年	人类和动物的重配病毒被认为是病毒大流行起源
1975 年	建立单径向扩散试验作为疫苗效力标准
1976 年	流感病毒基因组的组分表征
1977 年	人 H1N1 流感再次暴发
1978—1982 年	甲型流感病毒全部 8 个基因组片段测序
1979 年	发现依赖激活蛋白的 RNA 转录
1980 年	甲型流感亚型的综合分类
1981 年	血凝素（HA）决定禽流感病毒致病性
1981 年	通过单克隆抗体确定 HA 抗原结构
1981 年	HA 的 X 射线晶体结构；抗原变异和受体结合的分子基础
1982 年	低 pH 条件下基于膜融合的 HA 结构变化
1983 年	甲型流感病毒特异性受体的物种差异鉴定
1983 年	NA 的 X 射线晶体结构
1983 年	Mx 限制因子的基因特征
1985 年	M2 被鉴定为流感病毒靶点
1986 年	T 细胞识别肽的分子基础
1989 年	流感病毒的反向遗传操作
1990 年	建立 PCR 诊断与监测
1993 年	设计基于 NA 结构的抑制药（扎那米韦）
1994 年	聚合酶启动子元件鉴定
1996 年	M2 被鉴定为质子选择性通道
1997 年	人类感染 H5N1 病例首次在中国香港出现
1995—1998 年	NS1 抑制干扰素介导的抗病毒反应
1999 年	扎那米韦和奥司他韦许可用于抗甲型流感和乙型流感
1999 年	基于质粒的流感病毒反向遗传系统构建
2003 年	减毒鼻喷雾疫苗获准
2005 年	重建 1918 大流感病毒

2006 年	倡议成立全球流感数据共享计划（GISAID）
2008 年	人类广谱单克隆抗体作为候选疗法
2009 年	H1N1 流感大暴发开始
2011 年	世界卫生组织防范流感大暴发框架协议签署
2012 年	细胞培养流感疫苗获准
2013 年	人类感染 H7N9 病例首次在中国出现
2014 年	流感病毒聚合酶三聚体的 X 射线晶体结构
2018 年	第一个靶向聚合酶的抗病毒药物（艾福洛孔）获准
2018 年	在中国深圳宣布设立"世界流感日"

大流感·100年·里程碑

名 词 注 释

B/seal/Netherlands/1/99 是流感病毒的命名的标准方法，按照：亚型 / 宿主 / 地点 / 序号 / 年代，即，乙型 / 海豹 / 荷兰 /1 号 /1999 年。

B 淋巴细胞（B Lymphocytes）简称 B 细胞，来源于骨髓的淋巴干细胞，在迁入法氏囊或类囊器官后，逐步分化为有免疫潜能的 B 细胞，主要分布于淋巴小结和脾脏，在抗原刺激作用下可分化为浆细胞产生抗体，主要发挥体液免疫功能。

ICU（Intensive Care Unit）即重症监护病房是为重症或昏迷患者提供隔离场所和设备，提供最佳护理以及有针对性的监测供给的特殊病房，又称为深切治疗部，把危重患者集中起来，在人力物力和技术上给予最佳保障，以期得到良好的救治效果。

mRNA（Messenger RNA）是信使核糖核酸，由 DNA 作为模板转录的一类单链核糖核酸（RNA），由 mRNA 作为模板合成蛋白质。除了 mRNA，还有 tRNA、rRNA 和 miRNAs 等，在生命过程中分别发挥转运、拼接和调控等功能。

T 淋巴细胞（T Lymphocytes）简称 T 细胞，来源于骨髓的淋巴干细胞，在胸腺中分化、发育成熟后，通过淋巴和血液循环分布到全身的免疫器官和组织中，主要发挥细胞免疫功能。

X 射线（X-ray）是由于原子中的电子在能量相差悬殊的两个能级之间的跃迁而产生的粒子流，是波长介于紫外线和 γ 射线之间的电磁波，由德国物理学家伦琴发现，故又称伦琴射线，可在有机体内诱发各种生物效应，用 X 射线辐射诱导细胞进行基因突变可用于诱变育种。

X 射线衍射技术（X-ray Diffraction Technology）是用 X 射线透过物质的结晶体，使其在照片底片上衍射出晶体图案的技术，晶体的周期性结构使晶体能对 X 射线产生衍射效应，从而获得有关晶体结构可靠而精确的数据，可以解析大分子如蛋白质与 DNA 的结构和功能，用于分子药物设计和结构功能研究。

A

阿米巴原虫（Amoeba）生活于水、泥土或腐败有机物中，在世界范围内都有分布，通常被认为与人体致病无关，常常作为巨型病毒如潘多拉病毒等宿主，为研究提供动物模型系统。

埃博拉病毒（Ebola Virus，EBOV）是埃博拉出血热的病原体，病毒呈长丝状体，主要是通过患者的血液、唾液、汗水和分泌物等途径传播，经肠道、非胃肠道或鼻内途径均可造成感染，各种非人类灵长类动物普遍易感，埃博拉出血热是一种致命的烈性传染性疾病，发病短期内可致人死亡。

艾滋病（Acquired Immune Deficiency Syndrome，AIDS）是由感染艾滋病病毒引起的一种重大危害传染病，病毒主要攻击和破坏免疫系统，使人易于感染各种疾病，并可发生恶性肿瘤等。

B

白喉（Diphtheria）是一种急性呼吸道传染病，由白喉杆菌所引起，致病物质主要是白喉毒素，以发热，气憋，声音嘶哑，犬吠样咳嗽，咽、腭扁桃体及其周围组织出现白色伪膜为特征，严重者全身中毒症状明显，可并发心肌炎和周围神经麻痹，主要通过呼吸道飞沫传播。

百白破疫苗（Diphtheria-pertussis-tetanus Vaccine）是百日咳、白喉、破伤风混合疫苗的简称，由百日咳疫苗、精制白喉和破伤风类毒素按适量比例配制而成，用于预防百日咳、白喉、破伤风三种疾病。

保守序列（Conserved Sequence）指 DNA 分子中的一个核苷酸片段或者蛋

白质中的氨基酸片段，在演化过程中基本保持不变，这些序列高度相似，却来自不同的物种或同一生物体产生的不同分子。

暴发（Outbreak）是指（疾病、尤其是流行病）突然发作（生），与爆发不同，爆发也是突然发作，但使用范围更宽，如战争爆发、冲突爆发等。

标准曲线（Standard Curve）是指通过测定一系列已知组分的标准物质的某理化性质，从而得到该性质的数值所组成的曲线，通常用于建立标准物质的物理 / 化学属性跟仪器响应之间函数关系的数学模型。

表位（Epitope）是存在于抗原表面的，决定抗原特异性的特殊性结构的化学基团，抗原通过表位与相应淋巴细胞表面抗原受体结合，从而激活淋巴细胞，引起免疫应答，一个抗原分子可具有一种或多种不同的表位，一种表位只有一种抗原特异性，是免疫反应具有特异性的基础。

病毒血症（Viremia）是描述血液中病毒存在的医学术语，病毒感染人体可进入血液以及侵入全身器官或中枢神经系统，在临床上可能会导致器官衰竭或败血症，严重时甚至威胁生命。

病理学（Pathology）是研究人的疾病发生原因、发生机制、发展规律以及在疾病过程中人体的形态结构、功能代谢和病征变化的科学。

病原（Pathogen）是指能引起疾病的微生物等统称，如病毒、细菌、疟原虫。

病原学（Etiology）是指专门研究疾病形成原因的科学。

波粒二象性（Wave-particle Duality）是指所有粒子或量子不仅可以部分地以粒子的术语来描述，也可以部分地用波的术语来描述，是微观粒子的基本属性之一。

C

肠道菌群（Intestinal Flora）是存在于人体肠道中的微生物群，如双歧杆菌、乳酸杆菌等能合成多种人体生长发育必需的维生素、氨基酸等，并参与糖类和蛋白质的代谢，同时还能促进铁、锌等微量元素吸收，影响人体抵御感染和免疫功能，对维持人体健康发挥重要作用。

出血热（Hemorrhagic Fever）是危害人类健康的一类严重传染病，通常是由流行性出血热病毒引起的，其主要临床特征是发热、出血倾向及内脏损害等，主要由黏膜和破损的皮肤传播，临床上的特征为急性病毒性传染病，流行范围广，病死率高。

穿孔素（Perforin）是人体内存在于淋巴细胞等免疫细胞中的糖蛋白，当与靶细胞密切接触相互作用后，可释放穿孔素，并在靶细胞膜上形成多聚穿孔素管状通道，导致靶细胞溶解破坏。

纯培养（Pure Culture）是微生物学中把从一个细胞或一群相同的细胞经过培养繁殖而得到的后代，可以是细菌、病毒等微生物，在进行鉴定时，一般均要求为纯培养样品。

D

点突变（Point Mutation）指只有一个碱基对发生改变，可以是指碱基替换，单碱基插入或碱基缺失，点突变一般具有较高的回复突变率。

大肠杆菌（*Escherichia coli*，*E. coli*）一般不致疾病，为人和动物肠道中的常居细菌，可引起肠道外感染，某些菌株致病性强，会引起腹泻等疾病，统称致病性大肠杆菌。

单克隆抗体（Monoclonal Antibody，mAb）是由单一 B 细胞克隆产生针对某一特定抗原表位的抗体，通常采用杂交瘤技术来制备，将体外培养和大量增殖的小鼠骨髓瘤细胞与经抗原免疫后分泌特异性抗体的纯系小鼠 B 细胞融合，成为杂交细胞系，可制备针对一种抗原表位的特异性抗体即单克隆抗体。

蛋白质保守区域（Protein Conserved Region）是指不同蛋白质氨基酸序列或不同基因核苷酸序列的相似区域，一般具有重要的遗传或生理功能。

登革病毒（Dengue Virus，DENV）主要通过埃及伊蚊和白纹伊蚊等媒介昆虫传播，引起登革热和登革休克综合征，多流行于热带和亚热带地区，是一种分布范围广泛且发病较多的病毒传染性疾病。

电子衍射试验（Electron Diffraction Experiment）是指波在传播过程中遇

到障碍物时会绕过障碍物继续传播，在经典物理学中称为波的衍射，当电子被电场加速后，波长可在原子尺寸的数量级以下，发现了电子在晶体上的衍射试验，应用于发展电子显微镜。

毒气武器（Gas Weapon）通常为人工制造的毒气化学武器，被用于军事目的，毒气是对生物体有害的气体的统称，氯气等毒气武器在第一次世界大战战场上造成双方严重伤亡。

E

二硫键（Disulfide Bond）（S-S）是连接不同肽链或同一肽链的不同部分的化学键，由含硫氨基酸形成，是比较稳定的共价键，在蛋白质分子中，起着稳定肽链空间结构作用，通常二硫键数目越多，蛋白质分子对抗外界因素影响的稳定性就越强。

F

非共价键（Non-covalent Bond）是相对共价键（Covalent Bond）而言的一类化学键，两个或多个原子共同使用它们的外层电子，在理想情况下达到电子饱和的状态，由此组成比较稳定的化学结构叫作共价键；原子间发生非共价相互作用时不共用电子，分子间或单个的分子内部凭借一种分散变化的电磁力来维系一定的空间结构为非共价键，如离子键和分子间作用力等。

肥大细胞（Mast Cell）是一种具有强嗜碱性颗粒的组织细胞，广泛分布于皮肤及内脏黏膜下的微血管周围，分泌多种细胞因子参与免疫调节，表达大量的 IgE 免疫球蛋白受体并释放过敏介质，具有弱吞噬功能。

分辨率（Resolution）是指图像的精密度，分辨率决定了图像细节的精细程度；由像素组成图像的点、线和面，通常情况下，图像的分辨率越高，所包含的像素就越多，图像就越清晰。

分子演化（Molecular Evolution）是生物发展过程中生物大分子的演变现象，可通过分子生物学数据构建生物类群谱系发生树的方法进行分析计算生物分子变化和演化关系。

G

干扰素（Interferon，IFN）是糖蛋白，具有高度的生物种属特异性，首先是在鸡胚细胞膜中被发现的一种物质，具有"干扰"流感病毒感染功能，故称为干扰素，是一类具有广谱抗病毒、抗增殖和免疫调节活性的多功能细胞因子家族。

宫颈癌（Cervical Cancer）是子宫颈肿瘤，人类乳突病毒被认为是子宫颈癌的病原体，发病率有地区差异，在女性各种恶性肿瘤中属于最多见的一种。

古（细）菌（Archaea）是基于 rRNA 序列的系统发生树的三域生物系统之一，另外两支是常见的细菌（Bacteria）和真核生物（Eukarya），常生活于热泉水、缺氧湖底、盐水湖等极端环境中的微生物，具有一些独特的生化性质，是一支特殊的生命形式。

H

核糖核酸（Ribonucleic Acid，RNA）是存在于生物细胞以及部分病毒中的遗传信息载体，RNA 由核糖核苷酸经磷酸二酯键缩合而成长链状分子，一个核糖核苷酸分子由磷酸、核糖和碱基构成。

亨德拉病毒（Hendra Virus，HeV）是一种人畜共患病毒性疾病病毒，因赛马场引起马和人感染死亡事件而被发现并分离，病毒通过接触性感染传播，能引起严重的呼吸道疾病，临床表现为严重的呼吸困难和高死亡率。

呼吸道（Respiratory Tract）是肺呼吸时气流所经过的通道，分为上、下两部分：鼻、咽、喉合称上呼吸道，气管、支气管和肺部器官，合称为下呼吸道。

黄热病毒（Yellow Fever Virus，YFV）的主要传染源是热带丛林中的猴子以及其他灵长类动物，发病初期传染性最强，病毒侵入人体后扩散到局部淋巴结，并在其中复制繁殖，数日后进入血液循环形成病毒血症，主要在非洲和南美洲地区流行。

霍乱弧菌（*Vibrio cholerae*，*V. cholerae*）是人类霍乱的病原体，霍乱弧菌产生肠毒素，是一种剧烈的致泄毒素，其作用于肠壁导致严重脱水虚脱，进而引起代谢性酸中毒和急性肾衰竭，主要通过污染的水源或饮食经口传染，在临床上表现为剧烈的呕吐，腹泻，失水，死亡率很高，曾在世界上引起多次大流行。

J

基孔肯雅病毒（Chikungunya Virus，CHIKV）的传播媒介主要是白纹伊蚊和埃及伊蚊，基孔肯雅热的临床症状与登革热相似，感染者的典型症状是肌肉酸痛，严重时伴随发热与恶心呕吐，可能并发脑膜炎而丧命，多次发生于热带非洲和亚洲地区。

基因（Gene）是一段具有功能的核酸序列，是生命功能和信息的载体；人类基因组计划发现，人类的基因数量比原先预期的少得多，能够制造蛋白质基因序列，约占总长度的 1.5%。

吉兰－巴雷综合征（Guillain-Barre Syndrome，GBS）是以周围神经和神经根脱髓鞘病变以及小血管炎性细胞浸润为病理特点的自身免疫性周围神经病，在临床主要表现为急性对称性弛缓性肢体瘫痪。

急性呼吸窘迫综合征（Acute Respiratory Distress Syndrome，ARDS）在临床上表现多为急性起病、呼吸窘迫以及难以用常规氧疗纠正的低氧血症等，其病因繁多，发病机制复杂，鉴别诊断比较困难，治疗主要包括机械通气治疗和非机械通气治疗两大类。

脊髓灰质炎（Poliomyelitis）是由脊髓灰质炎病毒（Poliovirus，PV）引起的严重危害儿童健康的急性传染病，主要侵犯中枢神经系统的运动神经细胞，导致肢体松弛性麻痹，多见于儿童，故又名小儿麻痹症。

甲醛（Formaldehyde）又称蚁醛，易溶于水和乙醇，通常将配制成 37% 的水溶液称为福尔马林，是有刺激气味的无色液体，具有强还原性，可以使蛋白质变性，具有防腐杀菌性能，可用来浸制生物标本以及生物制品。

结核分枝杆菌（*Mycobacterium tuberculosis*，*M. tuberculosis*）又称结核杆菌（Tubercle Bacilli，TB），是引起结核病的病原体，在组织器官大量繁殖引

起炎症，其菌体成分和代谢物质毒性造成机体损伤，可发生毒力和耐药等变异，是一种重大传染性疾病，细菌可侵犯全身各器官，但以肺结核最为多见。

结晶（Crystallization）是在热的饱和溶液冷却后，溶质以晶体的形式析出的这一化学过程，晶体即原子、离子或分子按一定的空间次序排列而形成的固体，一般由纯物质生成。

K

抗毒血清（Antitoxic Serum）是对于某种毒素抵抗或可以使毒性减弱、消失的血清，制作时是将蛇毒、病原菌产的毒素等小量多次地注射到兔子、马血管内，经过一定时间后，动物体内产生抗毒素物质，从血液分离血清后再经提纯制成。

克隆（Clone）是英文"clone"音译，是指生物体通过体细胞进行无性繁殖以及由无性繁殖形成基因型完全相同后代个体组成的种群；也可解释为利用生物技术由无性生殖产生与原个体有完全相同基因的个体或种群。

跨膜蛋白（Transmembrane Protein）是指跨越脂双层的膜整合蛋白，蛋白质的多肽链可横穿膜一次或多次，以疏水区跨越脂双层的疏水区，并与脂肪酸链共价结合，亲水极性部分位于膜的内外表面。

狂犬病（Rabies）是狂犬病毒所致的急性传染病，常见于犬、狼、猫等动物，人类被患病动物咬伤感染，在临床表现为恐水、怕风、咽肌痉挛、进行性瘫痪等，故又名恐水症（Hydrophobia）。人被患病动物咬伤后，动物唾液中的病毒通过伤口进入人体而引发疾病，对于狂犬病尚缺乏有效的治疗手段，人患狂犬病后的病死率几近 100%。

狂犬病毒（Rabies Virus，RV）是引起狂犬病的病原体，病毒颗粒外形呈子弹状，狐、狼、蝙蝠等野生动物是传播狂犬病的自然疫原宿主，在人类居住区域，犬、猫等是人和家畜感染狂犬病的主要传染来源，在全世界范围广泛流行。

L

离子转运蛋白（Ion Transporter）是负责穿膜转运离子并能将其在不同细胞

隔室中的浓度维持于正常水平的膜蛋白，属于膜蛋白的一大类，介导生物膜内外的化学物质以及信号交换，在营养物质摄取、代谢产物释放以及信号转导等细胞活动中发挥重要作用。

裂谷热病毒（Rift Valley Fever Virus，RVFV）是裂谷热疾病的病原体，在肯尼亚裂谷的一次绵羊疾病中首次被发现并分离，主要经蚊叮咬或通过接触染疫动物传播给人，可引起急性发热的人畜共患传染病，在临床上症状有发热、肌肉疼痛等，严重者可能会导致出血、休克、脑炎或肝炎，甚至是死亡，有出血热症状的患者，其病例致死率很高。

淋巴结（Lymph Nodes/Trimer）是呈椭圆或蚕豆形的淋巴组织小体，淋巴结一般都沿血管周围配布，多成群位于身体较隐蔽的凹窝处，如腋窝、腹股沟、器官门或胸腹腔大血管附近，数目较多并有浅深之分，淋巴结具有清除细菌和异物、产生淋巴细胞和抗体等功能。

磷酸脂键（Phosphodiester Bond）是一分子磷酸与两个醇（羟基）酯化形成的两个酯键，成为两个醇之间的桥梁，依次连下去，形成多核苷酸链，即核酸大分子链，磷酸二酯键的高度稳定性被认为是核酸作为遗传物质的重要原因之一。

磷脂双分子层（Lipid Bilayer）是构成细胞膜的基本支架，是具有流动性的生物膜。磷脂是一种由甘油、脂肪酸和磷酸等所组成的分子，占磷脂双分子层的 50% ~ 60%，磷酸"头"部是亲水的，脂肪酸"尾"部是疏水的，两层磷脂"尾"部相接，为细胞提供了一个与外界隔离的环境，组成细胞膜的磷脂分子和蛋白质分子大多是可以运动的，蛋白质分子有的镶在磷脂双分子层表面，有的部分或全部嵌入磷脂双分子层中，有的贯穿整个磷脂双分子层，细胞膜具有选择透过性质，使生命活动能有序进行。

流行病学（Epidemiology）是研究特定人群中的疾病、健康状况、分布及其影响因素，以及疾病预防和促进健康策略和措施的科学。

流行性乙型脑炎（Epidemic Encephalitis B）（简称乙脑）的病原体日本脑炎病毒（Japanese Encephalitis Virus，JEV）在日本被发现，又名日本乙型脑炎，是一种经蚊传播的血液传染性疾病，主要分布在亚洲远东和东南亚地区，临床上急起发病有高热、意识障碍、痉挛和脑膜刺激征等，重症病后往往留有后遗症，可导致呼吸或循环衰竭而死亡。

卵清蛋白（Ovalbumin）是蛋清中的含磷糖蛋白，占蛋清蛋白总量的54% ~ 69%，在各种疫苗及生物药的生产制备中，卵清蛋白常作为蛋白添加剂用于提高生物药或疫苗等的稳定性，鸡蛋、鹌鹑蛋及蛋制品等诱发过敏的主要成分是蛋清中的卵清蛋白。

M

麻疹病毒（Measles Virus，MV）是麻疹的病原体，传染性很强，以皮丘疹、发热及呼吸道症状为特征，通过飞沫传播，也可经用具、玩具或密切接触传播，易感者接触发病率很高，是儿童常见的一种急性传染病。

美洲瘟疫（America Plague）发生在欧洲人的大航海时期，当欧洲人抵达美洲大陆时，这里只居住着原住民，随着欧洲人活动范围扩大并与当地原住民发生冲突、战争，疾病也开始在新大陆蔓延，尤其是天花等烈性传染性疾病。原住民身体免疫能力几乎无法抵抗，致使大规模疾病流行和人口死亡，对美洲文明和历史产生重要影响。

弥漫性肺泡损害（Diffuse Alveolar Damage，DAD）是一个病理描述性的名称，在临床上主要表现为呼吸困难和弥漫性肺浸润病变。

米勒实验（Miller's Experiment）是一种模拟在原始地球还原性大气中进行雷鸣闪电能产生有机物，以论证生命起源的化学演化过程的实验，1953 年由美国芝加哥大学的米勒在导师尤利指导下完成，将 CH_4、NH_3 和 H_2 的模拟还原性大气与 H_2O 气体混合，循环经受模拟雷鸣闪电一周，生成 20 种有机物，其中的 11 种氨基酸有 4 种是生物蛋白质所含有的，证明了地球原始大气无机物有可能合成小分子有机物。

N

尼帕病毒（Nipah Virus，NiV）是尼帕人畜共患病的病原体，在马来西亚尼帕首次分离得到而命名，病毒宿主包括人、猪、蝙蝠等动物，鸟类也可能有助于病毒传播，主要侵害中枢神经系统与呼吸系统，在临床上主要表现为脑部炎症或呼吸系统疾病，通过接触感染并且致死率高。

啮齿类动物（Rodent）上下颌只有 1 对门齿，如兔、鼠等约占哺乳动物的40% ~ 50%，是哺乳动物中种类最多的一个类群，也是分布范围最广的哺乳动物，全世界大约有 2000 多种。

牛痘（Cowpox）是发生在牛身上的一种传染病，是由牛痘病毒（Vaccinia Virus）引起的急性感染性疾病，牛痘病毒与引起人类天花病的天花病毒具有相似抗原性质，通常在母牛乳房部位出现局部溃疡，可通过接触传染给人类，常见于挤奶工和屠宰场工人，患者皮肤上出现丘疹，这些丘疹慢慢发展成水疱、脓疱，并产生一些其他的轻微不适症状。

脓毒性休克（Septic Shock）指由于脓毒症引起的休克，也称为感染性休克，通常由于革兰氏阴性杆菌引起，主要见于急性梗阻性化脓性胆管炎、坏疽性胆囊炎、肾盂肾炎、急性胰腺炎以及感染性疾病。

P

潘多拉病毒（Pandoravirus），是一类非常大型的病毒，直径达 1 微米，研究人员猜测，该病毒来源于远古时代或者甚至其他星球，故以"潘多拉"将其命名。

破伤风（Tetanus）是由破伤风梭菌经皮肤或黏膜伤口侵入人体，在缺氧环境下生长繁殖，产生毒素而引起肌痉挛的一种疾病，常与创伤相关联的特异性感染。

葡萄球菌（*Staphylococcus*）因常堆聚成葡萄串状而得名，多数为非致病菌，在自然界中分布很广，少数可导致疾病，主要是由金黄色葡萄球菌感染引起急性或慢性传染病。

Q

前病毒（Provirus）是指逆转录病毒 RNA 经过反转录形成的 cDNA，病毒基因组的复制和转录都需要经过 DNA 中间体，这种 DNA 中间体称为前病毒，可整合到宿主细胞基因组，或已整合在宿主细胞基因组中，从一代宿主细胞转移到下一代宿主细胞。

氢键（Hydrogen Bond）是氢原子在相同分子或不同分子之间形成的一种特殊的分子间或分子内相互作用，如 H_2O 与 H_2O 之间、或 NH_3 与 H_2O 之间的氢键。

氢离子浓度指数（pH）是指溶液中氢离子的总数和总物质的量的比，可通过使用 pH 指示剂、pH 试纸或 pH 计测定，通常，在 25℃条件下，当 pH<7 的时候，溶液呈酸性，当 pH>7 的时候，溶液呈碱性，当 pH=7 的时候，溶液呈中性。

R

染色体（Chromosome）是细胞遗传物质存在的特定形式，主要成分是 DNA 和蛋白质，具有种属特异性，随生物种类、细胞类型及发育阶段不同，其数量、大小和形态存在差异；人体细胞的染色体数目为 46 条，配成 23 对，第 1 对到第 22 对叫作常染色体，为男女共有，第 23 对是一对性染色体，女性为 XX，男性为 XY。

人畜共患病（Zoonosis）一种疾病范畴的概念，是指人类与人类饲养的畜禽之间自然传播的疾病和感染疾病，可由病毒、细菌、原虫等病原体所引起，如狂犬病、流感、疯牛病、炭疽、结核、血吸虫病等。

人类免疫缺陷病毒（Human Immunodeficiency Virus，HIV）是获得性免疫缺陷综合征的病原体，病毒大致呈球形颗粒，外膜嵌有病毒蛋白 gp120 与 gp41，把人体免疫系统中的 CD4 T 淋巴细胞作为主要攻击目标，大量破坏该细胞，使人体丧失免疫功能，因此，称为人类免疫缺陷病毒。

溶菌酶（Lysozyme）是一种能水解致病菌中黏多糖的碱性酶，主要通过使细胞壁不溶性黏多糖分解成可溶性糖肽，导致细胞壁破裂内容物逸出而使细菌溶解，有抗菌消炎等作用。

肉汤实验（Broth Experiment）即巴斯德所设计的曲颈瓶实验，他把肉汤灌进两个烧瓶里，第一个是普通瓶口竖直朝上的烧瓶，第二个是瓶颈弯的曲颈瓶；

然后将肉汤煮沸后冷却，两个瓶子的瓶口都敞开着，外界空气与瓶中肉汤接触不隔绝。他将两个烧瓶在实验室放置了三天，第一个烧瓶里的肉汤开始变质并出现微生物，第二个曲颈瓶里却没有。第二个曲颈瓶继续放置几个月、甚至一年后，里面的肉汤仍然清澈透明，没有产生微生物，证实了是空气中的微生物导致肉汤变质而并非自然发生，微生物生命由微生物产生。

瑞氏综合征（Reye Syndrome）是儿童在流感病毒等感染康复过程中得的一种罕见病，其发病原因尚未完全清楚，该病会很快导致肝肾衰竭、脑损伤，甚至死亡，临床上发现后应及时给予必要的对症和支持治疗。

S

腮腺炎病毒（Mumps Virus，MV）是流行性腮腺炎的病原体，能引起腮腺、舌下腺、颚下腺肿大、头痛、发烧以及多种并发症，病毒经飞沫或接触传播，易感者为学龄期儿童，常流行于冬春季节。

三聚体（Tripolymer/Trimer）是高分子合成中三聚反应的产物，即三个相同的分子聚合成的一个分子称为三聚体，类似的概念还有二聚体、四聚体、五聚体等，发挥相应的生物学功能。

伤寒杆菌（*Salmonella typhi*，*S. typhi*）是伤寒（这里的伤寒不同于中医的伤寒杂症统称）的病原体，菌体裂解时可释放强烈的内毒素，作用于肠道淋巴组织、肝、脾和骨髓等处，引起败血症及器官损伤，通常经病菌污染的水源或者与伤寒患者接触传染，造成感染性疾病流行。

上皮细胞（Epithelial Cell）是位于皮肤或腔道表层的细胞，上皮细胞的形状有扁平、柱状等，主要分布在鼻腔、鼻咽、器官、肺、胃、肠等器官。上皮细胞根据器官的不同而有所不同，腔道中的上皮细胞多分化，有分泌、排泄和吸收等功能；皮肤外层的上皮细胞普遍角质化，有保护和吸收的作用。

石炭酸（Carbolic Acid）是在煤焦油中被发现的一种具有特殊气味物质，又称苯酚（Phenol），是生产杀菌剂、防腐剂以及药物（如阿司匹林）的重要原料，作为溶液可直接用作防腐剂和消毒剂。

嗜碱性粒细胞（Basophil）在细胞中含有嗜碱性颗粒，在血液中的数量很少，颗粒内含有组织胺、肝素和过敏性慢反应物质等，具有抗凝血、毛细血管通透性调节、平滑肌收缩等作用，与机体发生过敏反应相关。

噬菌体展示技术（Phage Display Technology）是将外源蛋白或多肽 DNA 序列插入噬菌体外壳蛋白结构基因组中，使外源基因随外壳蛋白的表达而生成，同时，外源蛋白随噬菌体的重新组装而展示到噬菌体表面的生物技术。

鼠疫（Pestis）是鼠疫杆菌借由鼠蚤传播为主的烈性传染病，广泛流行于野生啮齿动物间的一种疾病，在临床上表现为发热、严重毒血症症状、淋巴结肿大、肺炎、出血倾向等，鼠疫病死率很高，造成瘟疫暴发，在世界历史上曾有多次大流行。

鼠疫耶尔森菌（*Yersinia pestis*，*Y. pestis*）是鼠疫的病原，引起淋巴腺鼠疫即黑死病，病原一般先在鼠类间感染和发病，通过鼠蚤的叮咬而传染人类，通过呼吸道等途径在人群间流行。

树突状细胞（Dendritic Cells，DCs）因其成熟时伸出许多树突样或伪足样突起而得名，是目前已知功能最强的抗原提呈细胞（Antigen Presenting Cells，APCs），能高效地摄取、加工处理和递呈抗原，能有效激活初始 T 细胞，处于启动、调控、并维持免疫应答的中心环节。

水痘（Varicella）是由水痘–带状疱疹病毒（Varicella-zoster Virus，VZV）初次感染引起的急性传染病，通常发生在婴幼儿和学龄前儿童，成人发病症状比儿童更严重，以周身性红色斑丘疹、疱疹、痂疹为特征，水痘传染性强，传播途径主要是呼吸道飞沫或直接接触传染。

T

炭疽病（Anthrax）是由炭疽杆菌引起的一种人畜共患急性传染病。自然条件下，患病的牛、马、羊、骆驼等食草动物是人类炭疽的主要传染源，人因接触病畜及其产品及食用病畜的肉类而发生感染，临床上主要表现为皮肤坏死、溃疡、焦痂和周围组织广泛水肿及毒血症症状，可引致肺、肠和脑膜的急性感染，并可伴发败血症，病症严重可致人死亡。

糖蛋白（Glycoprotein）是含糖的蛋白质，由寡糖链与肽链中的一定氨基酸残基以糖苷键共价连接而成，其主要生物学功能为细胞或分子的生物识别。

吞噬素（Phagocytin）是一种具有杀菌活性的碱性蛋白，存在于中性粒细胞颗粒。

W

微生物（Microbes）是微小生物的统称，包括真菌、细菌、病毒等。

瘟疫（Plague/Pestilence）通常是由于一些强烈致病性微生物，如细菌、病毒引起的传染性疾病。

X

细胞毒性 T 细胞（Cytotoxic T Lymphocyte，CTL），也称杀伤性 T 细胞，是一种监控并在需要时杀死靶细胞的细胞，免疫系统发现带特异性抗原的靶细胞，会刺激产生效应细胞毒性 T 细胞，消灭被感染的细胞或癌细胞。

细胞内吞（Endocytosis）是指生物大分子和颗粒性物质通过附着在细胞膜上，经由细胞膜内陷被包围形成小囊，从细胞膜上分离形成小泡，从而进入细胞内部的现象。

细胞因子（Cytokine，CK）是由免疫细胞或某些非免疫细胞经刺激而合成、分泌的一类具有广泛生物学活性的小分子蛋白质，通过结合相应受体调节细胞生长、分化和效应，调控免疫应答、细胞生长以及损伤组织修复等多种功能，如白细胞介素、干扰素、生长因子等。

小（白）鼠（Mouse）是指被普遍用在医学、药学、生物学等教学与研究中作为实验动物的白色皮毛小鼠，经过长期选择、定向培育，已经形成了许多品种类型，一般可分为普通常用小白鼠和满足特殊需要的特种小白鼠。

新发和再发传染病（Emerging and Reemerging Infectious Diseases，EID）是按疾病发现时间提出的一个概念，新发传染病是由新的病原体或新的病原株所引发的传染病如 MERS、流感等；再发传染病是由已发生过而又重新复发的病原体所引发的传染病如狂犬病、埃博拉等。

雪貂（Ferret）的野生栖息地是靠近水源的森林和半林地，可以人工驯养，对人流感病毒敏感，动物疾病表现应与人类疾病相似，是研究流感病毒的小动物模型。

血浆（Plasma）是血液的细胞外基质，呈淡黄色液体，包括蛋白质、脂类、无机盐、糖、氨基酸、代谢废物以及大量的水，主要作用是运载血细胞，运输维持人体生命活动所需的物质等。

Y

雅典瘟疫（Athens Plague）发生在公元前 430 年，几乎摧毁了当时的文明世界，身体健康的年轻人会突然高热，咽喉和舌头充血并发出异常恶臭的气味，患者因强烈咳嗽而胸部疼痛。人们使用火来防疫和避祸，市民们生活在恐惧和噩梦之中，一位当时的幸存者修昔底德把这次瘟疫记录了下来。

烟草花叶病（Tobacco Mosaic Disease）是由烟草花叶病毒引起的植物传染性疾病，主要通过汁液传播，病毒可从大伤口和自然孔口侵入后，在薄壁细胞内繁殖，进入维管束组织传染整株，从苗期至收获期均能发病甚至失收，在世界范围烟草种植区域普遍发生。

乙型肝炎（Hepatitis B）是由乙型肝炎病毒（Hepatitis B Virus，HBV）引起的以肝脏病变为主的一种传染性疾病，主要通过血液传播、性传播和母婴传播途径感染，患者可慢性化，甚至发展成肝硬化，少数可发展为肝癌。

疫病牛羊（Sick Cattle and Sheep）在这里是指因感染动物传染性疾病而发病致死的动物群体，比如炭疽芽孢杆菌等引起的可传染给人类的炭疽病等，患病动物和因病死亡的动物尸体以及污染的土壤、草地、水、饲料成为主要传染源，能导致人体感染疾病而致死。

疫苗佐剂（Adjuvant）是指能够非特异性地改变或增强机体对抗原的特异性免疫应答、发挥辅助作用的一类物质，佐剂可诱发机体产生长期、高效的特异性免疫反应，提高机体保护能力，又能减少免疫物质的用量，降低疫苗的生产成本。目前，根据化学成分可分为铝盐佐剂、蛋白类佐剂、核酸类佐剂、含脂类佐剂和混合佐剂等几类。

预先自然感染（Pre-natural Infection）是指病毒预先感染患者产生的特异免疫力，当使用病毒载体疫苗接种时，被机体免疫识别并清除，使得免疫保护失效或减弱，成为疫苗设计的障碍和挑战。

Z

赛卡病毒（Zika Virus，ZIKV）属于黄病毒科，是一种通过蚊虫进行传播的虫媒病毒，主要在野生灵长类动物和伊蚊等蚊媒中传播，在 2015 年巴西发生了赛卡病毒疫情，随后美洲许多国家以及欧洲等地区相继发生感染，成为国际关注的突发公共卫生事件。

中东呼吸综合征冠状病毒（Middle East Respiratory Syndrome Coronavirus，MERS-CoV）是中东呼吸综合征的病原体，最早在沙特被发现并在中东地区流行，是第六种已知的人类冠状病毒，临床主要表现为发热伴寒战、咳嗽、气短、肌肉酸痛，也可引起急性呼吸窘迫综合征。

重配（Reassortment）是指像流感病毒这样的分节段病毒基因组，同源性强的基因组片段整段交换；重组（Recombination）是指不同基因片段组合到一起形成连续的基因。

重症急性呼吸综合征冠状病毒（Severe Acute Respiratory Syndrome Coronavirus，SARS-CoV）是重症急性呼吸综合征的病原体，也称非典型肺炎病毒，临床主要表现为发热、乏力、头痛、肌肉关节酸痛等全身症状和干咳、胸闷、呼吸困难等呼吸道症状，重症病例表现为明显的呼吸困难，并可迅速发展成为急性呼吸窘迫综合征。

主动免疫（Active Immunity）是通过疾病病原体本身或通过免疫接种产生，对随后的感染有高度抵抗的能力；被动免疫（Passive Immunity）是机体被动接受抗体、致敏淋巴细胞或其产物所获得的特异性免疫能力，其特点是效应快，但维持时间短，如白喉抗毒血清等。

转化（Transformation）是某一基因型的细胞从周围介质中，吸收来自另一基因型的细胞的 DNA，使它的基因型和表现型发生相应变化的现象，是细菌间遗传物质转移的多种形式中最早发现的一种方式。

自组装（Self-assembly）是指基本物质单元自发形成有序结构的一种技术，可发生在分子、纳米、微米或更大尺度的物质材料，通常组织或聚集为一个稳定、具有一定规则几何外观的结构。

《致微》雕塑

　　雕塑是一个被打开的艺术化处理的流感病毒，预示人类"打开"病毒征服流感。病毒被一分为二，上下拉开旋转，内部由 8 个节段组成的病毒基因组 RNA 被扭转，表现 RNA 与病毒外部特性联系的紧密与复杂性，表面蛋白处理成简洁的圆柱形状，高低不等，象征血凝素和神经氨酸酶两种蛋白的对比，动态体现着"格物致知，匠心惟微"的精神。该雕塑放置在中国科学院奥运园区。

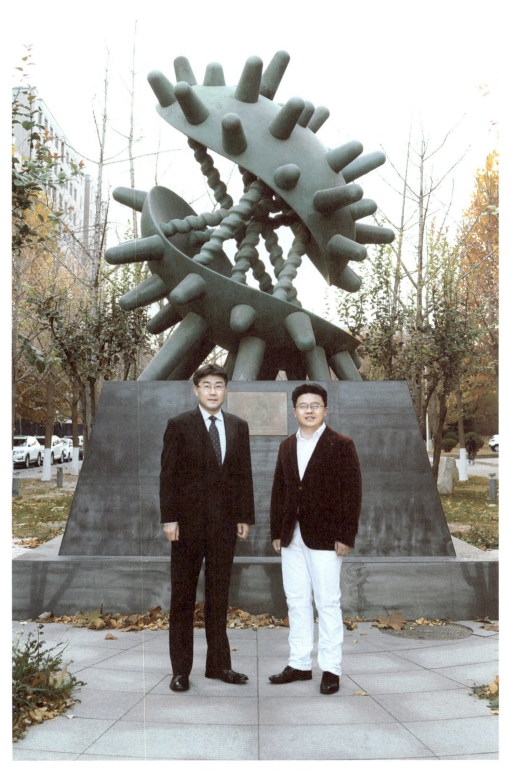

高福（左） 刘欢（右）

后 记

中国发起倡议设立"世界流感日"

2018年11月1日，"亚太流感防控学术大会暨1918大流感百年纪念会议"在中国深圳召开。由中国联合国内外相关单位共同倡议将每年11月1日设立为"世界流感日"，凝聚全世界开展流感防治的信心和决心，保护公众身体健康。

100年前，"西班牙流感"横扫全球，夺走当时地球上近1/20人类生命，是有史以来最为致命的一次流感大暴发。100年后，回顾那场影响深远的浩劫，应对未来可能发生的大流感，来自全世界的流感专家代表齐聚，就亚太地区流感防控进行学术交流与合作。

时至今日，全球科技高速发展，而人类对流感认知水平依然有限，在面对病毒变异时仍感束手无策。本次会议希望藉此倡议，激发科研人员、公共卫生工作者和大众对流感高度关注，加强基础性研究和创新性研究，促进新型抗流感药物诞生，加速创新流感疫苗研发。

流感作为全世界共同面对的健康问题，各国专家在会议分享了本国的经验并达成共识。在世界卫生组织的协调框架下，建立全球的流感防控体系，积极分享信息，促进国际和区域间合作。虽然，下一个流感大流行或不可避免，但是，全球可以携手创建一个更具有防护能力的世界。

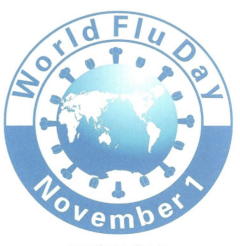

2018年11月1日